张宝旬 张欣 ◎ 著

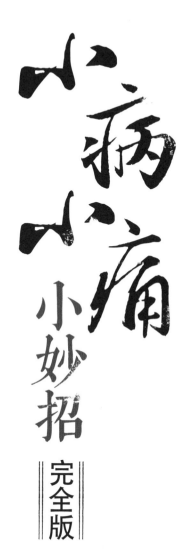

小病小痛 小妙招 完全版

人民卫生出版社

图书在版编目（CIP）数据

小病小痛小妙招：完全版 / 张宝旬，张欣著. ——
北京：人民卫生出版社，2017

ISBN 978-7-117-24856-3

Ⅰ.①小… Ⅱ.①张… ②张… Ⅲ.①中医学 – 保健
– 基本知识 Ⅳ.①R212

中国版本图书馆 CIP 数据核字（2017）第 180294 号

人卫智网	www.ipmph.com	医学教育、学术、考试、健康，购书智慧智能综合服务平台
人卫官网	www.pmph.com	人卫官方资讯发布平台

小病小痛小妙招（完全版）

著　　者：张宝旬　张　欣
出版发行：人民卫生出版社（中继线 010-59780011）
地　　址：北京市朝阳区潘家园南里 19 号
邮　　编：100021
E - mail：pmph @ pmph.com
购书热线：010-59787592　010-59787584　010-65264830
印　　刷：北京华联印刷有限公司
经　　销：新华书店
开　　本：889×1194　1/32　印张：7.5　插页：1
字　　数：144 千字
版　　次：2017 年 8 月第 1 版　2023 年 1 月第 1 版第 7 次印刷
标准书号：ISBN 978-7-117-24856-3/R·24857
定　　价：48.00 元

打击盗版举报电话：010-59787491　E-mail：WQ @ pmph.com
（凡属印装质量问题请与本社市场营销中心联系退换）

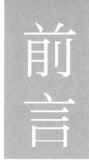

前言

本书献给我的家族，感激传承给我中医学术。

明清以来，传播验方便是中医一直在做的事，小妙招只是对传统方式的延续，作为中医师，我希望更多人接触到中医的疗效。

正如认识世界不能够全靠经验，有的时候需要一个视角。从疗效入手，更容易由术入道地进入中医的殿堂。如何把中医简便廉效的方法传播到老百姓手里，让更多的人认知中医、喜欢中医，以至于学习中医、将中医发扬光大，是我一直很关心的课题。

关于本书中小妙招，很多人奇怪我为什么有这么多有疗效的东西，除了家传这个原因，就是我一直在靠疗效生存的底层丛林里。如同孔子对自己才能的解释——子曰："吾少也贱，故多能鄙事。君子多乎哉？不多也。"——所谓才能，无非是命苦罢了。希望各位身处逆境的朋友坚持理想。

2011年开始写微博，到如今也近6年了。承蒙人民卫生出版社抬爱，2014年微博内容第一次编辑出版，让中医传播从网络到线下，更加接了地气。现在又把这两三年的新增内容补充进来，并对6年来的15000多条微博进行系统整理，重新续版。在此感谢编辑们的热心。

　　本书只是普及中医的简单读本，请读者慎选使用，由于个体差异较大，书中各种方法并非适用于所有人，也不能取代正规治疗，必要时请在医师指导下使用。本人才疏学浅，疏漏错误之处欢迎指出以方便改正。

目录

一 小儿

（一）小儿发烧

1 小儿发烧多数与食积有关，系平时喂养不当，违背古训：要想小儿安，三分饥和寒。食积容易生内热，造成扁桃体发炎，平时注意喂养要少，不要过饱。嘴中一旦有口气，就要用些中成药。我推荐**大山楂丸**，成分全食品，效果很好。没有食积，就不容易发烧。大山楂丸不限品牌，便宜好用。

2 小儿发烧清**天河水**效果好，配合**藿香正气水**脐疗会提高治愈率。

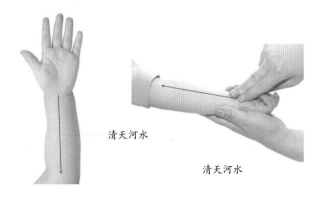

清天河水

清天河水

位置	天河水位于前臂内侧正中，自腕横纹至肘横纹呈一直线。
操作	用食、中二指指腹自腕横纹推向肘横纹，推 100~500 次。
主治	发热，烦躁不安，口渴，口舌生疮，惊风等一切热证。

3 小儿发烧除了**藿香正气水**脐疗外，牙签按压**四缝穴**，双手各 100 下，效果更持久。

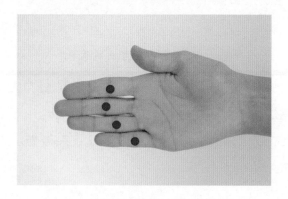

4 小孩耳朵红多是发烧前兆，按压**涌泉**引火归元去火有效。

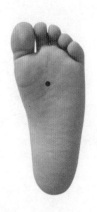
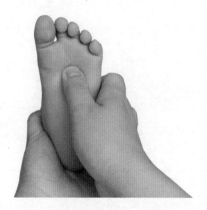

5 小儿发热抽风，可掐人中缓解症状。

6 小儿扁桃体发炎发烧的温度很高，在大拇指上用血糖取血针放几滴血退烧很快，部分可以靠此法治愈。居家必备技术，大人同样有效，处理得好不用打吊瓶。

视频 扁桃体发炎

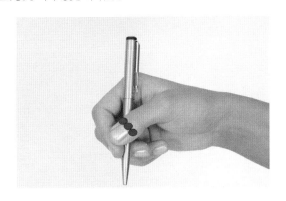

7 小儿发烧，可以试试**三豆饮**。做法是：**黑豆** 15g、**绿豆** 15g、**红豆** 15g，另外再加 6g 甘草，白糖适量。具体的制作方法是分别将绿豆、黑豆和红小豆倒入锅中，用大火烧开，开锅之后再加入甘草煮成粥。另一种是将三种豆洗净浸泡至涨后混合磨成浆，加水适量煮沸，以白糖调味饮服，每日 2 次。第二种更好。

8 孩子发烧前一周有四大症状，耳朵晚上红一只或两只都红，口气重，大便臭或干，手心热或手背热。要是这些都有了，发烧马上就开始了。这些是身体警报，做父母的要耐心观察，发现情况赶紧去处理。手背发热是外感风寒，**姜汤**早期发汗好。手心发热是内热，需要清热解毒养阴，**板蓝根**早期很好。外感多流鼻涕，内热多嗓子疼，扁桃体炎。这种分型指导用药是我个人经验，请酌情采用。

（二）小儿感冒

视频　二扇门退烧法

1 小儿感冒，点揉**二扇门**。图中所示红点处。

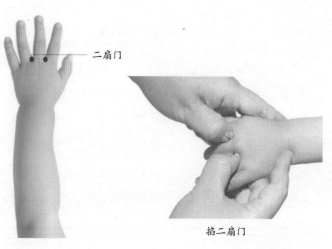

二扇门

掐二扇门

2 婴儿鼻塞感冒受凉引起的，可以用**葱白**切断，用横截面外涂手心脚心和脑门。多少喂点奶或水，避风发汗，在早期出汗就好了。配合掐**大椎**、**合谷**、**三里**、**曲池**各 100 下更好。

3 怎么预警小孩子发烧感冒？注意三条：感冒之前必便秘或口中有味道；或手心手背有发热感。握握孩子手，多注意孩子大便情况。闻闻孩子口气。

4 小儿感冒发烧无汗，明明是体内热量发不出来，喝点**姜汤**出汗就好。不去发汗，用药物把热量压下来，用抗生素把身体冰下去。结果是什么？小孩子体质马上就寒了。更可恶的是，每次身体恢复一点点想发烧出汗，每次都要冰下去。不去顺应条畅，对孩子正气猛下毒手，结果是什么？天天看病，天天打吊瓶。

（三）小儿咳喘

1 小儿长期咳嗽，俗称百日咳。可以用**香油**煎**鸡蛋**服用，多有灵验。一次吃两个，煎八成熟。

2 用**伤湿止痛膏**贴嘴角能止小儿轻微咳嗽。小指甲那么大。嘴角旁边。

3 孩子久咳会喘（咳喘），这时候抓紧炖一个**黑豆蜂蜜梨**。如图蜂蜜黑豆在里边，炖好吃梨，黑豆可以丢弃了。咳喘早期，这办法解决过好几个孩子的问题。

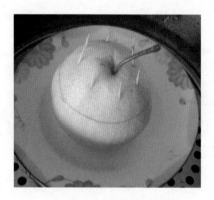

4 此处按压除了解决小儿厌食问题，还可以治疗小儿哮喘。

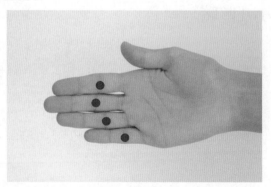

5 小儿咳嗽常用的方法除了**贝母炖梨**，还有就是**糖豆腐**法。豆腐每面沾糖放碗里蒸，蒸熟了喝汤吃豆腐。

6 关于用中医照顾孩子，我是一直这么做过来的。我用我的经历证明，很多时候是不需要西医的。关键在于早发现、早治疗，依靠推拿、依靠中成药。很多方法实际上很简单。比如小儿咳嗽，脚心**涌泉**贴蒜片就很好。贴蒜片到涌泉不要超过两小时，以脚底红润为度。留一夜会起疱，我本人犯过这个错误。一定勤观察，切切。

（四）小儿腹痛腹泻

1 小孩子肚子疼，疼痛点的脊背面相对处拔一罐就好了。这是中医的前病治后。能不用抗生素、止疼药就不用，无量寿福。

2 小孩肚子疼查不出原因的，多数是受寒。用热**鸡蛋**剥皮，温度合适后，在肚脐（**神阙**）滚一滚，很快能消除症状。

小
儿

3 小孩子外出受寒肚子疼，用锅炒点**热盐**，滚烫后用热水冲开服用几口盐水，如果对症，有不可思议的止痛效果。

4 小儿腹痛，逆时针按压**一窝风**，也可用推拿，以局部红润不破损为度。既可以止痛，也可以治痛。

视频　小儿腹痛

5 小儿腹泻推上**七节骨**和揉**龟尾**特别有效，对小儿腹泻蛋花样便最好。方法：揉龟尾 100 下，七节骨向上推 100 下。

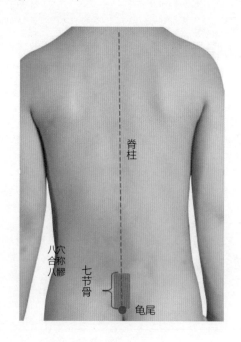

6 5岁之内小儿腹泻可以用下图**捏脊**方法解决，范围从腰到尾骨，从下到上 10 次，红润为度。部分类型腹泻初期，一次就搞定。早治疗有奇效。图示部位如下。

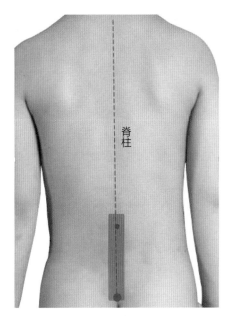

脊柱

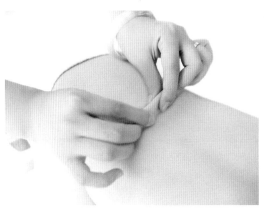

7 小儿 3 岁以下大便开始稀溏，可以用双手摩擦手心发热，轻覆在婴儿肚脐上，做 21 下，大便当天就能成形。

（五）小儿厌食

1 小儿脾胃不好，容易腹泻不吃食。每天推手指补脾胃。屈指按箭头方向推 200 下。

视频 补脾胃

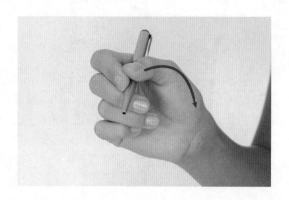

2　小孩子不吃饭，**四缝**穴效果很好。用指甲或牙签每天刺激 50 下，微痛就好。效果不错。可以刺激食欲，改善症状。中成药选择**大山楂丸**。

视频　小儿厌食

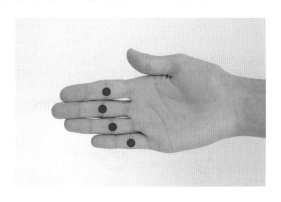

3　灸法是中医里很有趣的疗法，印象最深的就是有一次艾灸过**足三里**以后，那个饿啊，真的怀疑当时看什么，眼睛都放绿光了。这个适合不喜欢吃饭的孩子，灸一灸足三里，开胃挺好。

小儿

（六）小儿减肥

胃热小儿胖墩不好解决，能吃饭，靠吃药不安全，可以选择耳穴压豆或者按压**饥点**。很有效果。有个小胖墩下来了 10 公斤。吃饭前按压十几下，3 分钟饱腹感就有了。大人单独使用不如小孩效果好，临床中我是配合使用家传辟谷食品。

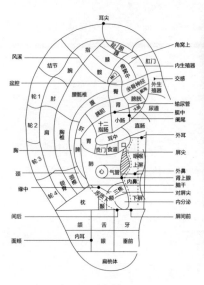
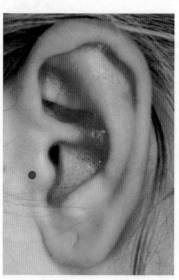

（七）小儿便秘

1 婴儿便秘还有甜蜜的治疗法，大人漱口，咂吸小儿**前后心**，两足心，**手心**，**脐下**，以红赤为度，效果很好，给孩子解决大问题。

2 小儿便秘推拿**清大肠**法，就是沿下图红线往手指头方向推 200 下。便通停止。无副作用。

往手指头方向刮治便秘，反向刮治痔疮。

视频　小儿便秘

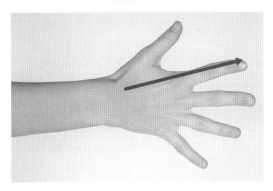

清大肠—

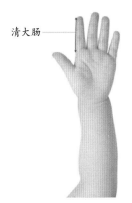

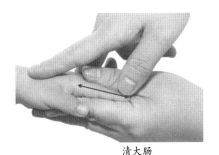

清大肠

（八）小儿吐乳

视频 小儿吐乳

孩子吐乳，少喂点**绿茶水**即止，或使用如图穴位。

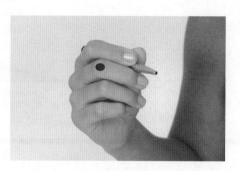

（九）小儿夜啼

1 小儿夜啼这个病开始我不重视，直到自己有孩子后才知道多折磨人。夜啼是假，小儿自己不舒服是真。先看看是不是给小孩包太多了。找找原因，实在没原因，就是需要治疗了。给小孩按摩**二间**穴有时候会有用。这个是祝由特效病。

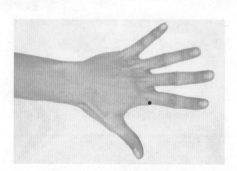

2 蝉蜕主小儿夜啼。三个**蝉蜕**熬水加冰糖服用。

（十）小儿脾虚

小孩子口水太多，胸前一天换好多口绢那种。**猪尾巴**煮熟吃几条。口水多多是脾胃虚，猪尾巴补脾胃。

（十一）小儿受惊

1 小儿由于神经系统发育不完善，经常有受到惊吓而身体失衡的情况，最常见就是腹泻青色便和两眉中间下方有青筋。这种惊吓处理就是掐掐**老龙**，如下图。每次 200～500 下，坚持一个月，直到青筋消失。必须处理惊吓，后来的多动症、注意力不集中、学习困难都起源于此。

视频　小儿受惊

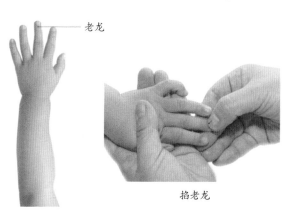

老龙

掐老龙

2 孩子受了惊吓容易发烧和夜啼，掐左图红点 100 下可以消除，容易受惊吓就要按压右图了。每个点 50 下。中医认为恐伤肾。

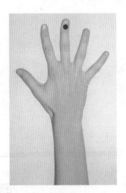 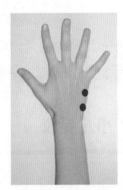

（十二）小儿烦躁

1 小孩子脾气坏摔东西不一定是性格问题。很多是身体导致的烦躁。摸他的手心热就基本确诊。给孩子清**清天河水**，每次 300 下，推一段就好了。吃点**大山楂丸**。多喝点水。

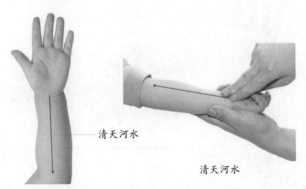

清天河水

清天河水

2 有形实火比如便秘就用**退六腑**，无形虚火比如烦躁用**天河水**。这是我个人看法，望大家斧正。

3 孩子耍无赖，不讲道理，油盐不进的时候，你就想法哄他睡一觉。百试百灵。小时候孩子是闹觉，大了有时候表现就是不讲道理、不听话。所以坏脾气有可能就是脑缺氧。

（十三）小儿肺炎

小儿肺炎可以用两处牙签按压缩短病程。用血糖针放血几滴会更好。

视频 小儿肺炎

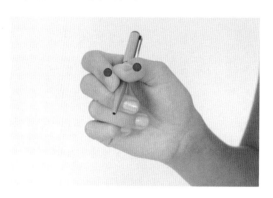

（十四）小儿益智

1 提高孩子智力不需要乱补，从婴儿期就鼓励爬行，尽量多爬。手掌按摩能治病，爬行按摩能促进脑发育，**手心**通心，心主神明。以前老师拿戒尺打手心一方面是惩戒，一方面治疗。不愿意爬就帮他按摩手心。我大学老师孩子就这么养的，年年考第一。估计是有效，他孩子8岁还得天天爬呢，爬行按摩手掌智力好。

2 小孩子学习涉及记忆问题。记属心，忆属肾。记得快，多忘得快。心强多记得快，但是睡觉不踏实。考试考的忆，考的肾强，肾强多静，能沉潜。记忆好要靠运动，记不住多练手，忆不出多练脚。按摩**手心**记得快，按摩**脚心**记得牢。动若脱兔，静若处子，就是记忆的训练原则。

（十五）小儿保健

1 生姜萝卜保健康，就是一个保持身体通透的治疗方法。**生姜**发汗就是透，**萝卜**就是保持身体畅通。小孩子就是一个滞，只要通透，不易生病。

2 小儿常备三种药，**一捻金**，**王氏保赤散**，**猴枣散**。便秘用一捻金，腹泻用保赤散，发烧用猴枣散，使用得当，基本搞定三种病。服用无效再去医院。

二 感冒

1 喝**姜汤**不在于喝的技术，在于何时喝。感冒早期处理姜汤效果最好，何为早期？每个人的感觉不一样，我个人就是感冒初期鼻子里边闻到一点味道，或者脖子开始发紧。小孩子就是开始打喷嚏。

2 夏天感冒首选**藿香正气水**，最便宜那种。效果很好。受不了味道的可以用棉球吸饱药水放到肚脐做脐疗。效果也好。

3 感冒我常用中成药，流鼻涕用**荆防冲剂**，夏天感冒不管啥情况首选**藿香正气水**，病毒性感冒早喝**板蓝根**冲剂。感冒一周考虑**小柴胡冲剂**。关键是早期服用，至少喝三天。小代价解决大问题。

4 病毒感冒和普通感冒在中医叫风热、风寒。病毒感冒多热，一般从喉咙扁桃体开始，风寒就是一般感冒，一般就是清水鼻涕。我是这么简单分的，临床复杂别论。

5　针灸要靠精确地辨证才可以达到最佳效果，比如鼻塞流清鼻涕，属于受寒引起的，艾灸**大椎**5分钟就会大大缓解症状，早期可以艾灸治愈感冒。

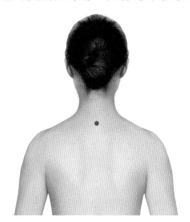

6　感冒早期，用吹风机吹**大椎**到微微发汗有很好的治疗效果，马上缓解鼻塞和流清水鼻涕。

7 扁桃体发炎是常见问题，按压图示穴位有效果。牙签按压每个点 50 下以上，双手。越早期使用效果越好。这是临床上我常用的法子，对于扁桃体肿大，化脓发烧，咽痛，以及急性支气管炎都有效。孕妇、小儿都可以用。

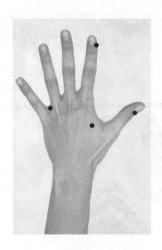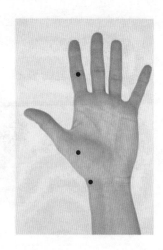

8 感冒选取**合谷**、**曲池**、**大椎**、**三里**，用**生姜**擦红效果很好。

9 最近的流感大家要警惕，用**醋**熏熏房间是个好主意。不管病毒还是细菌，对 pH 值都是很敏感的。家里一定要通风。老人、小孩尽量不要去人员过于密集的封闭之处。

10 感冒头痛可以在**太阳穴**揪痧迅速缓解疼痛。出于形象考虑，可以把局部揪红而不出痧，多做几次也会有很好的效果。不必强出痧。由轻到重，头痛时容易出痧，开始揪的时候一定小心，皮肤发红就有效。

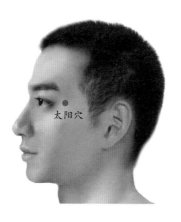

太阳穴

11 感冒鼻流清涕，用牙签按压图示穴位会缓解。每次按压50下，每天按压两至三次。

视频 风寒流涕

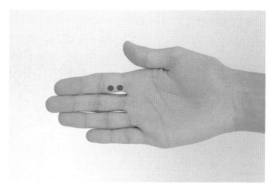

12

受寒感冒初期这两个穴位搭配处理不适症状效果不错，配合喝点**姜汤**就更好。

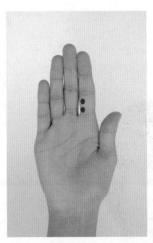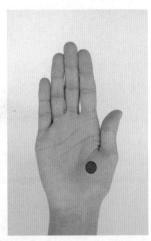

13

感冒流清涕用左图牙签按压此处 50 次效果很好，配合右图可以治疗受寒感冒。配合喝点**姜汤**很好。

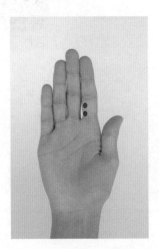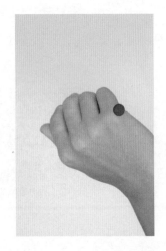

14 感冒手穴处方，扁桃体发炎、一般感冒通杀。就是要在症状初期效果最好。配合**泡脚**出汗更好。

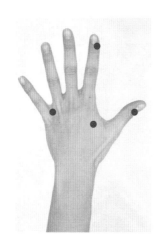
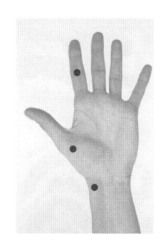

15 感冒扁桃体发炎，多是寒包火。下边两组穴位一起使用比较好。用牙签按压。

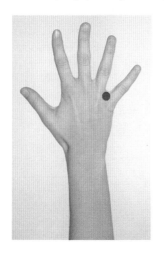
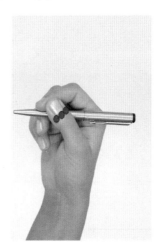

16

黑豆、黄豆、绿豆等比例打碎稍煮，类似煮绿豆水的方法，豆熟不烂就可以。不要煮成三豆饭，煮烂就没疗效了。可以加冰糖更好。糖尿病就不要加糖了。这是预防流感的好方子，加大剂量到各 100g，还可以退烧。这是食疗方，没有什么副作用和禁忌证。

三 发烧

发烧用**藿香正气水**脐疗效果好，如希望稳妥，配合下穴牙签按压 100 次更好，藿香去寒湿配合内热穴位才是万全。顺便说一句，下穴用三根牙签排好压省力。

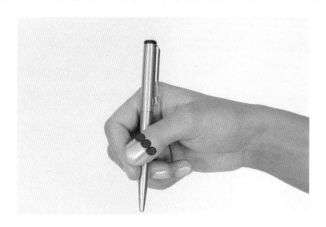

四 咳嗽

1 为何要吃**豆腐**？豆腐渣敷到皮肤上能消各种疮疡肿毒（清代王孟英），豆腐也有同样功能，加糖蒸治咳嗽。所以豆腐起的作用不仅仅是营养作用。

2 **糖豆腐**的做法：把豆腐切片，一层层放。每层撒一层糖，扣上碗蒸 20 分钟。主要喝蒸出来的水。寒用红糖，热用白糖。分不清寒热，红糖白糖各半。无副作用。关键是豆腐最好要用石膏豆腐。早期咳嗽效果很好。

3 足底**涌泉**贴蒜片可以止咳，贴的时间不要太长，皮肤红润就可以，贴久了就会出水疱。涌泉穴贴药可以调理高血压、口腔溃疡、月经不调、更年期、慢性气管炎，甚至可以美白祛痘。我早期临床中常用很有效。这是中医外治的好方法。具体做法：把蒜切片大约一元

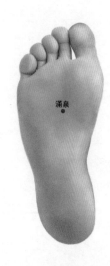

涌泉

钱厚，贴到涌泉穴上用创可贴固定。贴敷 15～30
分钟，局部皮肤红润为度。请勿整夜贴敷，会出
水疱。出水疱放出水后注意消毒防感染。

4 天好在家晒点**橙皮**。在中医眼里没有无用的东
西。有一年在农村出诊，某患病小儿痰咳月余，
惧针，就叫他家人把窗台晒的几片橙皮煮水加冰
糖服用，没料到第二天就好了。从那时起我对橙
皮很重视，门诊上配合几味止咳中药常备药包，
效果很好。痰咳初期，仅橙皮就够了。橙皮干放
两年以上最好用。

5 咳嗽我推荐**川贝**磨粉，拌蜂蜜含化。每天 1～2g
就有效。川贝贵重，假货居多，一定注意找信任
的货源。川贝要蜂蜜含化，这是节省川贝用量的
关键。吞下去用的剂量就要大了。

6 **川贝母** 1g 左右，
放入挖空的梨中
心。如图放入蒸锅
蒸烂，可加冰糖。
如无贝母，用**花椒**
7 个如上法蒸，止
咳效果好。

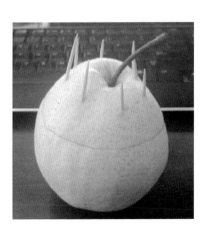

7 徐玮 appo：感谢 @ 针灸匠张宝旬 让我对中医有了更多兴趣和信心。**火烤橙子**的方法，适合风寒咳嗽；治疗风热咳嗽，用 @ 针灸匠张宝旬 教的方法（**川贝**粉拌蜂蜜含服）比较对症（同仁堂有川贝粉卖）。实际用火烤橙子就会发现，烤橙子的味道很香，而且剥皮以后，橙肉和橙皮间的白色薄膜都融化了，风热用川贝。

8 过敏性咳嗽在不合适的时候令人尴尬，我有个应急的穴位对付这种情况，很多我的学生见过我上课时突然干咳，讲课不能维系，处理一下

视频 过敏性咳嗽

这个穴位当时就好了，我用针，按摩一样有效。写出来给同样受此困扰的朋友。各种咳嗽都有临时止咳效果。

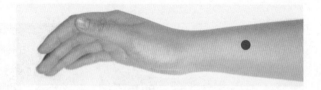

五 哮喘

1 哮喘病人按掐**鱼际**穴可以急救，迅速缓解哮喘症状，给去医院急救换来时间。写到此处，突然想起因哮喘发作去世的我的偶像邓丽君，愿她在天堂健康快乐。

视频 哮喘

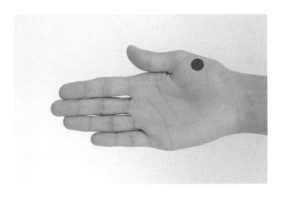

五

哮喘

31

2 哮喘艾灸此处有长期效果。不能取代系统治疗。
一穴多用。

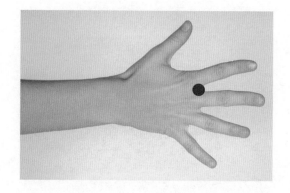

六　鼻塞

　　鼻塞用一个东西贴鼻子是很可笑的，我常用**液门**按摩针刺通鼻窍，针灸可以做到 10 秒，按摩 3 分钟以上就好了。

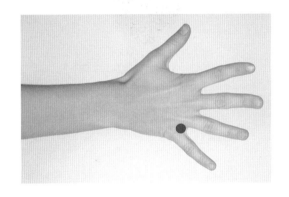

七 鼻炎

1 过敏性鼻炎，艾灸**大椎**穴会有很好的缓解效果，坚持一个月艾灸会有部分治愈效果。

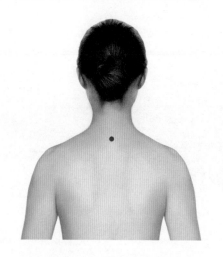

2 鼻炎，鼻子里塞什么会好受一点？缓解症状用，答案在厨房。鼻炎用**香油**涂抹鼻腔缓解症状效果不错，当然要真的香油才可以。如果能蘸少许**云南白药**粉末，那就更好了。我临床用的是自己配的粉末药，疗效较好且稳定。香油就是**芝麻油**。

视频 **鼻炎**

3 <u>鼻炎</u>用下列组合缓解症状。

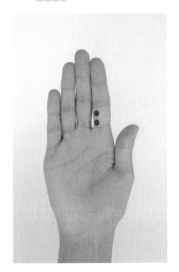 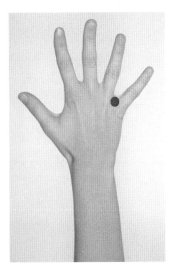

4 <u>鼻炎</u>组合。通鼻窍，消郁结。说人话就是消炎。

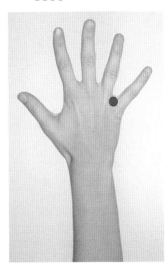 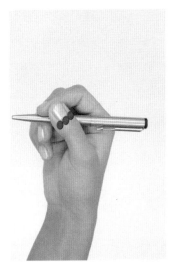

5 秋冬季节，过敏性鼻炎多发，手穴有很好的效果。

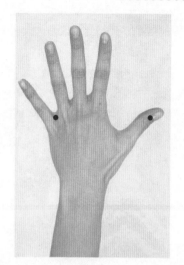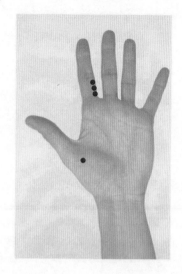

八 胃痛胃胀

1 胃胀、胃痛不太一样。

胃胀：刮痧双臂标红部位至出痧为度，方向向下，100 下，一天一次。按箭头方向刮痧。

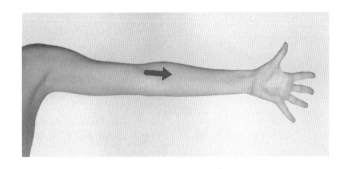

胃痛：刮痧双臂红点标示部至出痧为度，一天一次。急性胃痛在肘窝刮痧止痛很快，如果能在该点放出几滴血，效果就是秒杀了。

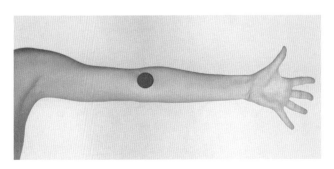

2 一生气就胃痛在中医里称为肝胃不和。下边的耳穴组合按压有效。

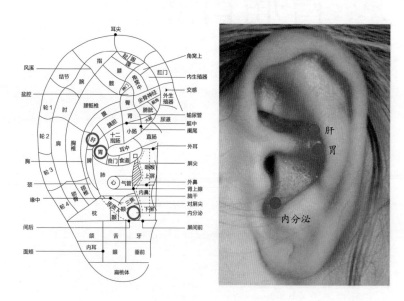

3 胃痛可以按压**跟腱中点**迅速止痛。在足跟白肉、红肉交界处向上按压寻找痛点，找到痛点按压或者横拨能够迅速帮助止痛。

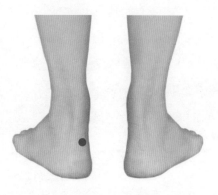

4 急性胃疼时应立即想到**梁丘穴**（髌骨外上缘2寸），用拇指指腹用力按压该穴，持续2~5分钟，往往可以立即止疼。

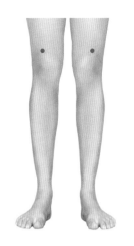

5 胃痛不舒适用指甲刺激**耳穴之胃、脾**几十下有效果。我最早接触耳穴是被老中医母亲贴耳穴治疗肚子痛，贴上就不痛了。当时是初中生要面子，觉得贴胶布在耳朵上怕人笑话，出门就揭下来了，没想到走了几十步肚子又痛了，只好回去重贴。

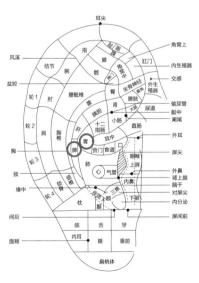

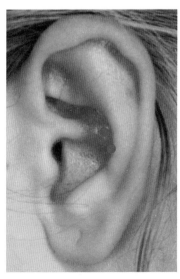

6 填空题：今天小明胃反酸得厉害，回家吃了点（　　），立马就好多了。答案是一种食物。

答案：**白芝麻**。**青萝卜**也对，胡萝卜不对。白芝麻解决胃酸反流。我个人前天刚刚佐证，从一动就反酸胃部不适，到第二天减轻，第三天痊愈，吃了六顿。**生芝麻**一勺嚼食即可。胃酸不适必备。胃酸反流用萝卜原理何在？萝卜下气通肠，肠道一六进，胃就排空。胃酸反流就解除。故有"家有钱财万贯，不如就着萝卜吃饭"语。实际上"萝卜咸菜保平安"也很有道理。欲要长生，肠中长清。西医研究表明肠道健康才能长寿。芝麻更复杂。按下不表。

九 呕吐

1 呕吐紧急情况下可以用香烟艾灸一下**中魁穴**，会有很好的效果。如果能有艾条就更好了。十分钟一般就制止呕吐。给正规处理争取时间。不能取代医生治疗。

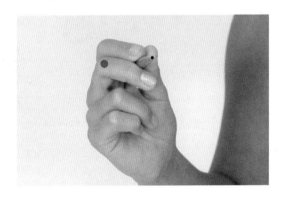

2 各种呕吐捏拿或者刮痧**肩井穴**会有很好的止吐效果。

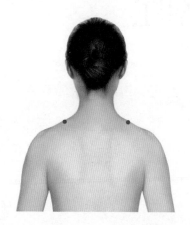

3 呕吐时，可在**内关**穴附近找到最痛点，按揉并弹拨。晕车时，在此区域放一姜片可以缓解。

视频 呕吐

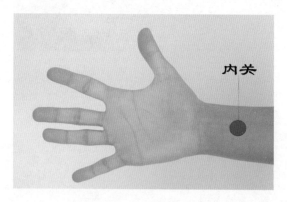

内关

十 腹痛腹胀

1 突然内急腹痛，可以迅速按压**灵骨、大白**一线迅速缓解。另外治疗急性下腹痛效果更不错。方法虽然简单，来头却是江西古点穴术。自古武术医学不分家，武术家讲生死术，打得死也要救得活。个人早年在少林骨伤点穴下了很多功夫学习。中医博大精深，各行都有渗透。

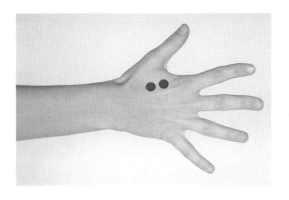

2 内急腹痛，往往在不方便的时候出现。比如作报告、坐卧铺车等情况。按压**虎口两点**和**手心**能很快使不适感消失。

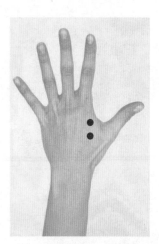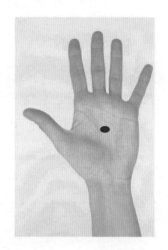

3 左图、右图合起来治疗一切肚脐以上腹痛。尤其内急腹痛使用率最高。

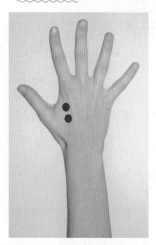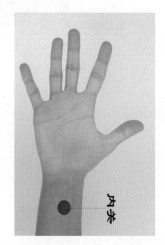

内关

4 急性小腹受寒疼痛用**酒精棉球**塞耳一样止疼。不是妇女专用。古代中医用塞耳药丸壮阳，很高级的。

5 吃多了腹胀，可以用牙刷蘸点**盐**刷刷**牙龈**。古书上说如汤泼雪，效果很好。牙龈属肾经，肾为胃关，这是《内经》讲的。古代人生活方式很多值得我们学习。

6 老年人吃饭一定要好消化，肥甘厚腻搞不好就食阻。老话说吃住了，吃不进食了。心血管病人会诱发心脏病。这种除了找医生治疗之外，有个安全的急救方法，可以用**生姜**、**葱**、**萝卜**等份捣碎外涂到肚子上，很快能排气排便。临床上我治愈过一个昏聩不醒３天的老人，当时吃了很多汤圆和鸡肉就病了。糯米、肥肉、辛辣都是老年人需要小心的，不好消化。

7 **黄豆**排气，是保持肠道通畅的表现。手术后外科最关心的就是病人放屁，放屁意味着肠道恢复功能。另一味保持肠道通畅的中药是**萝卜**。身体不一定合乎我们的社会规则，没办法。五谷对应五脏，五色对应五脏。黄豆入脾，微炒长服能减肥。缺点是排气。

十一　腹泻

1 夏季腹泻多发，**茉莉花茶**一撮嚼碎**红糖水**服下，效果不错。做蒜泥服一调羹也有效。

2 拉肚子吃烧蒜。五六个就好了。就是烤羊肉串那里的那种。

3 夏天吃东西要小心，尤其吃不卫生的肉类食品容易食物中毒。建议大家多吃点蒜。烤熟蒜更好，生蒜、熟蒜专治食物中毒。建议吃烤羊肉串的时候多点两串烤蒜，既美味又预防食物中毒。**蒜泥**也治疗痢疾，效果很好。

4 吃得不卫生，造成的腹泻肚子疼，我强烈推荐**藿香正气水**。

5 腹泻最主要的穴位是**天枢**，刮痧或者针刺都很有用。这是当年我接触针灸第一穴位。二十年前自己腹泻针刺后，腹泻迅速停止。使我对针灸产生了极大的兴趣。

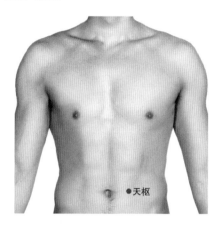

●天枢

6 **醋炒鸡蛋**止泻。

7 平时拉肚子用**醋**煮块**豆腐**，疗效很好。要是再烧上半头**蒜**就着吃那就更美了。我家不是卖豆腐的，如遇豆腐畅销，纯属巧合。醋和豆腐就是家常醋和豆腐，不限品牌。

十二 便秘

1 便秘问题很复杂，可以使用的就是**支沟**、**归来**和**水道**这三个穴位，不要按摩，要掐的，要最痛，以能忍受为度。

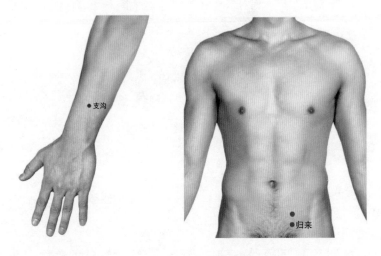

● 支沟

●**归来**

2 老便秘的人，**红薯**是个不错的选择。不是暂时通便，而是会有些长效。

3 便秘手穴组穴。按压每点 30 下。一天一次。左右
  手穴位三天交换一回。防止经络疲劳。

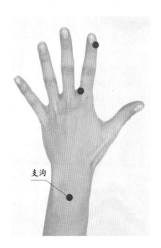

支沟

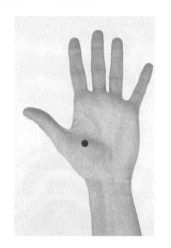

4 老人便秘便不出的时候，塞住**耳朵眼**有很好的效
  果。耳朵属肾，老人便秘多是肾虚的原因。我一
  般都是给病人备好**中药茶**常喝，因为便秘解决不
  了的话，可能会诱发心肌梗死。

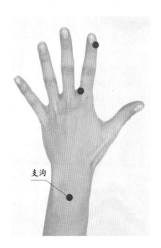

十三　胃肠炎

1　此处为胃炎的诊治点。按压此处疼痛多数胃不好。经常按压此处可预防、治疗胃病。

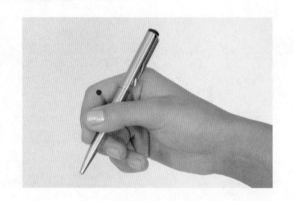

2 我治了多年的慢性病、老年病，看着老年人大把吃药觉得好可怕好可怜。就有意在门诊上教授他们自助按压手穴疗法，效果非常不错。在这里公布部分处方，因为针对普通的证型，下边这个是针对慢性胃炎手穴处方。用牙签按压每点 30 下。一天一次。

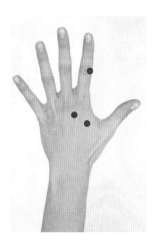 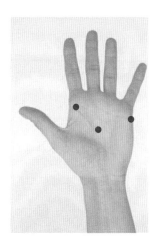

3 急性胃肠炎发作激烈时，上吐下泻，也可以用**十宣**放血，能够解决问题。早年在基层经常用这个。不需要什么火针，消毒好十指放血。情况紧急时，不要太拘泥消毒，救人要紧。明代医书有记载在霍乱流行时曾使用这个方法，十存四五。

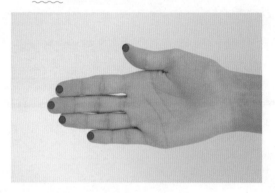

4 慢性肠炎的保健穴。牙签按压或者放血能缓解症状。没有一天去八趟厕所却又老出差更让人绝望的了。带上牙签，带上手，一切会好一些。

视频 慢性肠炎

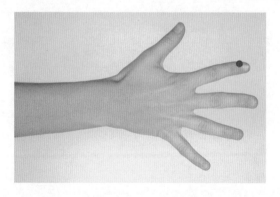

5 这两图要合起来看，为什么慢性肠炎要用治疗便
秘（右图）的方法？慢性肠炎是假象，多是有积
滞在肠里，好比家里臭肉不拿出去，苍蝇永远
有。肠道垃圾出去才能解决问题。那啥，穴位是
身体双向调节，不会有副作用。

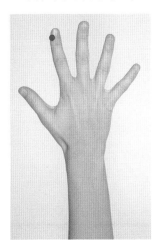 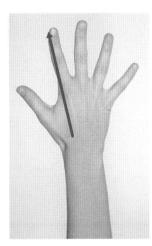

十四 饮食不节

1 消化一切病调理不要忘了**足三里穴**。效果很好。

2 **白菜豆腐**保平安，**青皮萝卜**活万年。这里边是很深的医学道理。豆腐止咳止泻，对肺大肠有补益作用，白菜尤能排毒。萝卜下气化痰。每天吃，会有很好的保健作用，这就是清淡饮食的好处。中国人有自己的生活智慧。

3 **耳穴**是中医里面很好用的一种手段，饭前指甲尖按压图中局部红点 30 次，能够控制饮食过量。按压耳穴的目的主要是调控身体里面对于饥饱的感受器敏感性，很多人肥胖是因为饥饱感受器不太灵了，吃得很多才能感觉到吃饱了，提高感受器的敏感性，身体觉得差不多就不吃了，胖有的时候是身体饮食控制的一种病态。饮食健康的标准，应该像婴儿一样，多一口都不吃的。

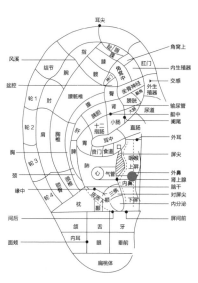

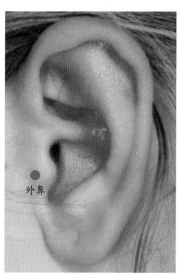

4 春节容易饮食过量，吃肉多吃**山楂**或者泡山楂水。面食多了吃炒**麦芽**，饮酒过多用**神曲**。小儿伤食用**炒山楂**很好用。

5 @ 民间经典小中医：吃多了容易食积，揉揉**板门**穴（就是整个大鱼际，标注红点的位置）具有良好的消食导滞作用，各位妈妈们不妨用用。

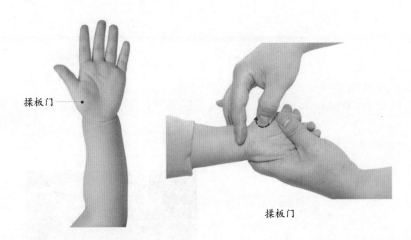

揉板门

揉板门

十五　口腔溃疡

1　口腔溃疡用黑豆煮水。黑豆 300 克。先用清水泡半小时左右，多加点水煮开，可以喝一天，微苦可加红糖，蜂蜜。不吃豆只喝水，也可以榨豆浆喝。

2　我印象最深的小时候长口疮，奶奶用**明矾**炒过以后，敷到口疮上，那个疼啊。不过从口疮上揭下一层膜下来，一个大口疮就好了，那个神奇啊。现在看来，这个方法对口疮后期收敛是很有效的。

十六 口臭

视频 口臭

　　口臭很讨厌的，有个穴位在手上：**大陵穴**，每天按摩会好很多。

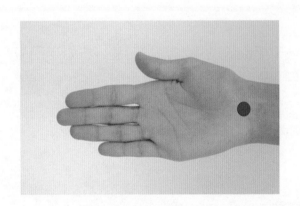

十七 痔疮

1 痔疮用**白萝卜**熬水外洗效果很好。我有个病人用
这个办法洗竟治愈。肺与大肠相表里，萝卜是肺
药，真是有道理。安全不花钱，痔疮的朋友可以
试试，控制症状很快的。

2 痔疮疼痛刮痧下图红点处，至出痧为度，一天
一次。

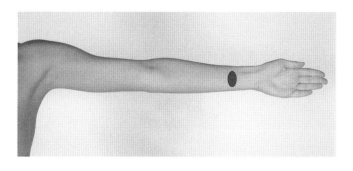

3 痔疮疼痛，用**风湿膏药**贴**委中**会有很好的效果。要用最便宜的那种上海白膏药，一个穴位用半张。

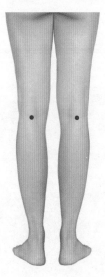

4 痔疮治疗可以**刮食指**，用通利肠滞的方法，此法对**外痔痔核不能收纳**者比较有效。

视频 痔疮

十八 头痛

1 偏头痛可以按摩此处。部分头痛可以立止。刮痧
此处和按压一样的效果。这是郭效宗老中医的方
子，王文德老师介绍的，感恩二位老师。我自己
的办法是**白萝卜**绞汁棉棒蘸汁塞鼻孔，止疼有效。

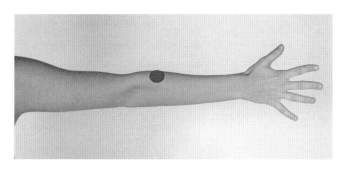

2 民谣：头痛滚鸡蛋，腰疼拔个罐。滚鸡蛋滚哪
里？拔罐拔哪里？
　"头痛滚**鸡蛋**"，滚额头和**头面**。"**腰痛拔个罐**"，
拔**腰部一圈**。

3 老人头痛多与心血管疾病有关，缓解用下图红点
刮痧有效。

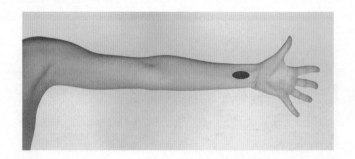

十九 头晕

眩晕：站立起来头晕，马上按压**中渚**穴能够缓解。

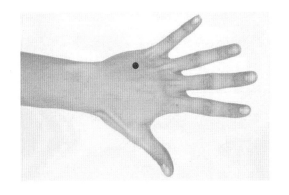

二十　中风

1 多看看老人脖子发髻里边。如果出现红斑而且不是皮肤病，有头晕或高血压，要超级小心可能会中风。

2 中风昏倒急救就是在十个指肚头放血。可以救命。好人成本高，要保护好自己再去救人。我的学生在云南旅游时救过一人。我很感谢她帮

视频　急救

我救人，作为老师无上荣光。放血注意消毒卫生，最好用血糖针。**十**宣放血不仅用于中风、心梗急救，同样用于上吐下泻的急性胃肠炎，放出黑血即效。

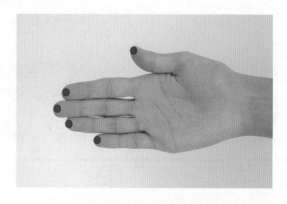

3 预防中风，一定要记住**悬钟**穴，我有个病人一年三次中风，教他按摩悬钟以后，至今良好。古书里有此穴预防中风的多次记载。艾灸此处有很好的预防作用。

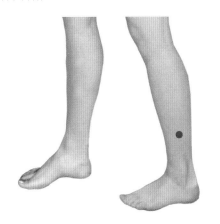

4 中风，古书里有十二大穴灸治法，临床有效。但是费时费力。我觉得用来预防，保健灸法意义就很大。把古代的治疗手段用来预防应该靠谱。基本方为**风池**，**曲池**，**内关**，**足三里**，**三阴交**。上肢瘫加**肩髃**，**极泉**，**合谷**；下肢瘫加**环跳**，**委中**，**阳陵泉**，**阴陵泉**。

二十一 高血压

1 高血压下列两组是保健用穴，按压百次以上会降压。也可以是诊断心脏健康的穴位，按压此处酸痛的朋友就不要再熬夜了。谷雨时节阳气生发，高血压病人容易血压波动。俗话说穷人怕过年，病人怕过节。这种春夏之交的节气变化，身体血液循环要做大的调节来适应。身体素来不佳的高血压心血管病人容易出问题。

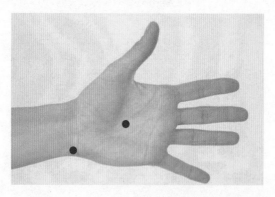

2 高血压有一个保健穴位在手背上，
如图穴位左右循按，找到最痛点，
按揉并来回弹拨，对缓解症状有效。

视频　高血压

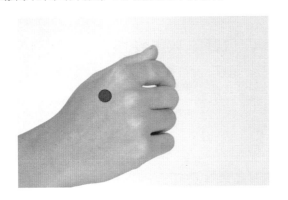

3 高血压按压组穴。可以前后测量血压对比。长期
按压对血压稳定有好的效果。

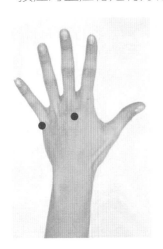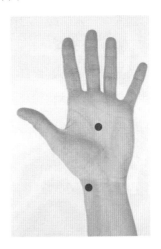

4 高血压按摩点是**曲池**穴，可以迅速降低血压，主要对高压敏感。这也是孝敬爸爸妈妈的好穴位。预防偏瘫，每天要按一按。

5 **兔摩面**、**抚耳**、**鸣天鼓**很多人不懂，就是像兔子一样摩面抚耳，鸣天鼓去网上搜索。这是对心脑血管很好的养生方法。我师父家族几乎没有一个高血压，我学到这个时候都 30 多了晚了，所以让孩子早早养成习惯。中医仿生是个传统，比如说华佗**五禽戏**，要知道练五禽戏的华佗徒弟活了 90 多，这可是在三国时期了不起的长寿。

6 艾灸之前要做通经络的准备工作，否则上火。更重要的是，高血压病人艾灸**气海**、**关元**会升血压，所以艾灸时注意血压监护。高血压适合艾灸**足三里**、**涌泉**。

7 枣可用来治疗风证，就是肝风内动。成分用**枸杞**、**黄豆**、**桑椹**、**黑豆**、**苍耳鲜叶**、**两边尖鲜叶**，在五月最后一周早上泡酒加蜜煎煮枣子，午时晒干。用来治疗高血压、中风等血管病有效。这是道士传给我家祖上的方子，延年益寿用的。我观察对高血压有效果。

8 多吃点**桑椹**就对<u>血压</u>很好的，桑椹酒更好。我那个药枣炮制麻烦，要求时辰，可以做桑椹酒泡枣做醉枣也会有保健效果。桑树活很久，这是道家这么看中桑椹的原因。这些东西是不用中医理论看的。道家是有一定内证实验的科学家。

9 冰糖醋泡花生，是适合高血压的保健食品。**糖**、**醋**、**花生**比例不拘，口感舒适为度。用香醋、生花生。

10 紧急降血压，有一个简单办法，就是指甲掐**耳尖**，用血糖针放几滴血会有奇效。可惜就是不能有长期效果，只能缓解紧急情况。

二十二 高血脂

血脂高会带来严重的心血管问题。**丰隆**穴经常按摩或者敲敲有很好的保健效果。临床上有治愈的病例，不错的穴位。

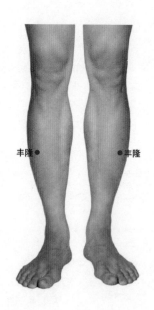

丰隆● ●丰隆

二十三 高血糖

1 每口 100 下为什么减肥？是因为降了血糖。血糖高，细嚼慢咽可以降。1958 年，我们国家针对糖尿病人进行过一场"嚼海绵"的实验。当时抽取了 50 位糖尿病患者，请大家咀嚼消毒过的海绵半小时，半小时后发现 50 人的血糖、血脂都有下降。1961 年《中华内科杂志》上发表文章，主张糖尿病病人细嚼慢咽。

2 新鲜**玉米**粒（非转基因的）500g。加水适量煎煮，至玉米开花后分四次，每天喝一碗，此方不能去根，只能控制病情。可以降低血糖。有浮肿尿量增多的患者服用，有效果。

3 糖尿病人用**鲜萝卜**打碎榨汁，每天一杯 100ml 左右，对一些病人能很好地控制血糖。我在门诊上看糖尿病，常用这个小方法配合治疗，效果很不错。服用一周，血糖降下来可以接着服用，不降就不要用了。糖尿病专用榨汁萝卜。要带皮榨汁。每天 2 个左右榨汁服用。饭前饭后都可以服用。

4 老年人口渴是很常见的症状，是糖尿病的前兆。每天用牙签压迫**鱼际**穴 50 次有很好的效果。

二十四 心脏病

1 地球人都知道的常识，心脏不舒服尤其心律不齐，按摩**内关**超级有效，非原创但需要传播给家有心脏病老人的朋友，平时保健天天按摩更好。不根治，但控制。

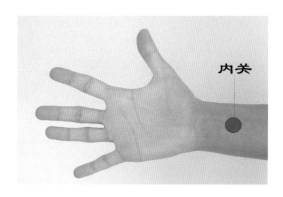

2 **内关**用来止呕是大材小用。它是调理保健心脏的要穴，心绞痛早期按压能迅速止痛。基本上胸部所有病都可以用这个穴位，四总穴原文"胸胁内关谋"。

3 冠心病疼痛，用如下穴位，按揉、弹拨，大力按压至骨面，小指会有酸胀感。

视频　冠心病疼痛

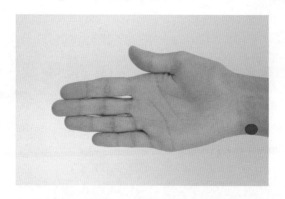

4 冠心病、期前收缩（早搏）按压**阳溪**效果很好。心律问题中西医都很棘手，穴位疗法有独特效果。这是我门诊常用教给病人自疗的方法。经得起检验。

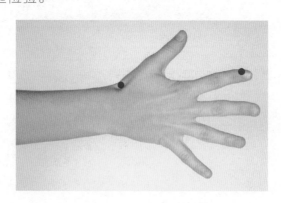

5 心绞痛发作，可以迅速拿住红区里的疼筋，重力拿捏 20 下可以缓解，给就医争取时间。这个方法上周还缓解了我同学母亲的心绞痛（救护车堵路上迟迟不来），疼痛缓解后自行去医院检查为心梗首次发作，救了一命。切忌缓解后不去医院，这是治标之法，给规范治疗争取时间而已。

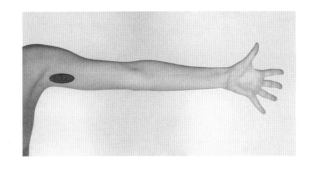

6 冠心病有一个妙穴在脚上，如下图标注，心前区不适可以马上缓解。每天按摩，比吃药效果还好，缓解发作。在标注周围找痛点就好。

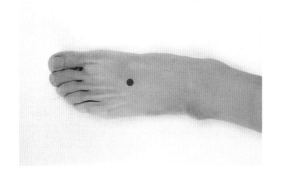

7 心梗如有可能第一时间用十个手指肚放血能救命。疗效确切。边做边打 120，做双保险更好。

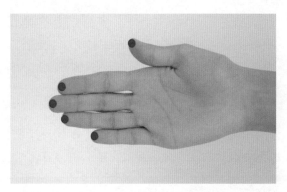

8 心悸用下边两穴有效。人受惊吓就心怦怦跳。中医很多经验来自生活。惊吓反过来也可以用这两处穴位。

视频　心悸

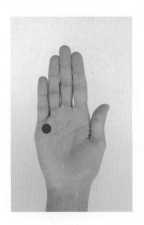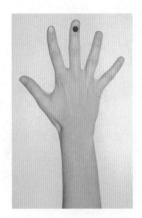

9 老年人心慌心悸，可以屈伸**小手指** 100～200 下可以迅速缓解。给正规治疗争取时间。平时可以保健心脏。

10 冠心病保健用穴。天天熬夜的朋友会有机会用这个的。不要无谓熬夜，不要无谓熬夜，不要无谓熬夜。重要事情说三遍。

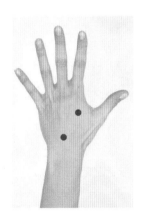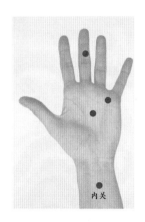

内关

11 冠心病保健刮痧此处。不破皮，一天一次，按箭头方向刮痧。心绞痛早期刮此处能止痛。古书把这个地方叫**寒筋**。舒寒筋可以止痛。

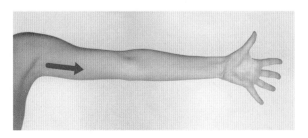

12 经常艾灸**足三里**，非常有助于睡眠。对心脏病有很好的保健作用。

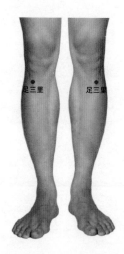

13 养护保健心脏经常按压这两个穴位，多梦（左图）、多汗（右图）都是心脏的病，心主神志，在液为汗。

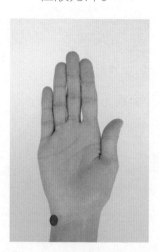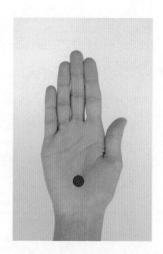

14 春天是心血管疾病多发季节，按压下列两穴可以消除症状，保健更靠谱。冬天藏精藏好了才好春天发芽，冬天熬夜，现在会收获颈椎病发作。原因就是冬天不补，而且耗散。瘪种子发芽，身体要受点罪。

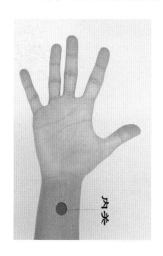

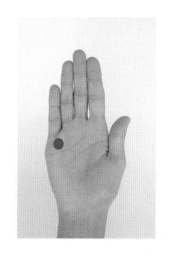

内关

15 这个地方按压 100 下也治疗胸痛。

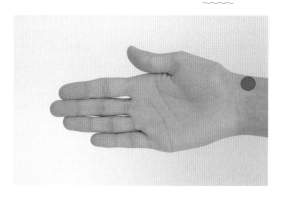

二十五 紧张

1 紧张实际上是心里紧张，调节心属经络能放松。最极端的情况是晕厥。晕厥用下边穴位解除。但是压力山大的朋友经常按压此处能减压，高血压的朋友按压此处能降压，很好的保健办法。价格便宜量又足。

视频 紧张

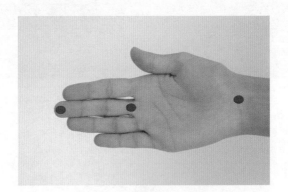

2 快考试了，按压**内关**能缓解考试综合征，防止不发挥。

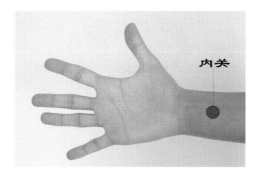

3 考试前一夜往往紧张过度睡不着，影响第二天考试发挥。笔尖按压**合谷**、**三间**，各 100 下，很快入睡。有助于保证精神。

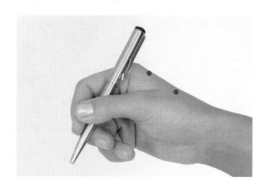

4 按压**太冲**缓解愤怒与紧张。坏脾气多数肝郁，这个穴位能改善。按压此处 100 下可以缓解情绪紧张。

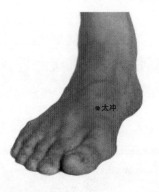

5 重大考试不发挥学名竞技综合征，可以用笔尖按压下边标记处 50 下，舒缓压力。严重的需要针灸治疗。香囊类舒缓紧张也有很好的效果。这就是古代举子考试带香囊的原因。

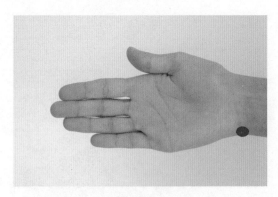

6 晕针多数由于紧张，还有不表现为
晕针的其他一些紧张状态，都可以
在**第二掌骨穴位区**循按，找到最痛
点后按住。

视频　晕针

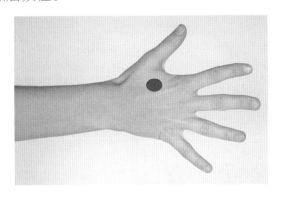

二十六　疲劳

1 缓解疲劳最好的方法是按压**涌泉**穴 50 下以上。艾灸涌泉有助于深度睡眠。可以用左脚给右脚做的方式操作。

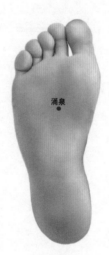

涌泉

2 疲劳刮痧红点局部效果好，这是流传在日本的中医方法，古代日本武士在战斗力竭之后，多在此处放血以恢复体力。日本忍者还用中药泡衣以防止生虱子。日本中医学自但不同于中国，很多中医珍本日本有，中国却没有了。《黄帝内经》日本保留的内容比中国多。

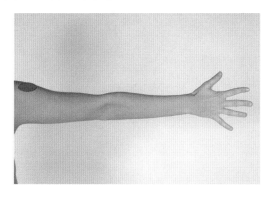

二十七 失眠

1　小孩子不睡觉，可以尝试按摩下图的奇穴，一般一会就睡着了。大人也有用。我是看报告文学说林元帅睡不着，就让警卫员掐合谷。我考证应该是**合谷上**，临床很有效。

视频　失眠

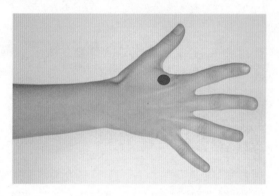

2 失眠病人经常抱怨梦多得变成连续剧了，每天都能接着做，这是**安眠穴**最好的适应证。单纯按摩这个穴位就有效。要是配合中药精油按摩会更好。

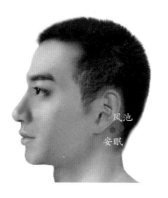

3 睡眠不好，用铅笔之类的硬物点按**风市**治疗失眠的效果很好。风市穴位于大腿外侧，具体的做法，大家可以站立起来，保持立正的姿势，中指尖触到的地方就是风市穴。

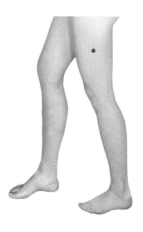

4 老人失眠用按压下两图更有效，左图治失眠，右图是治疗心脑的。老人失眠基本是心脑血管问题居多，要治本。年轻人失眠是身体软件问题，老年人多是身体硬件问题。

视频　老人失眠

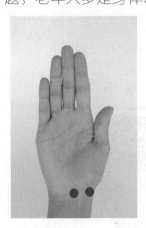
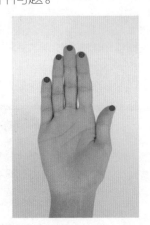

5 失眠左、右图一起用效果好。睡眠主要是心属经络问题多。

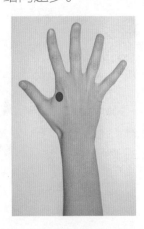
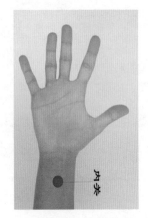

内关

6 失眠用下列组穴对诱导睡眠效果好，尤其对早醒的朋友。

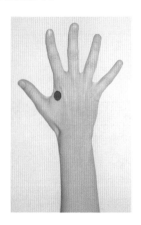 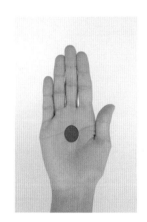

7 失眠用下列穴位效果好。左图按压 50 下诱导睡眠。入睡困难右图穴位，方法：两手对敲 50 下。

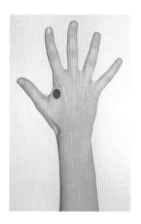 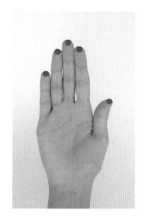

8 耳穴对付失眠很有效。到京后接诊了一批病人，**耳穴**起了大用场。有一个病人压了耳穴开车回家时候就瞌睡得受不了，把车开到停车场睡了一觉才回家。耳穴处方主穴是**神门**。简单用指甲刺激20下就可。复杂失眠要多几个穴位。

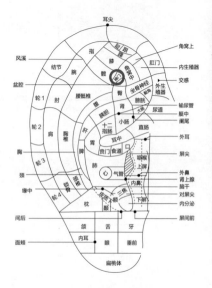

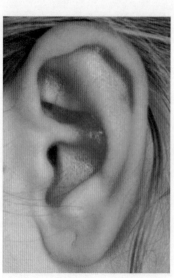

9 失眠我常用的**耳穴**配穴。按压红点即可。如能贴耳
豆更有效。位置不确定的依据穴位名字上网搜索。

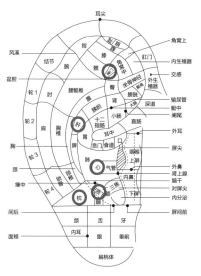

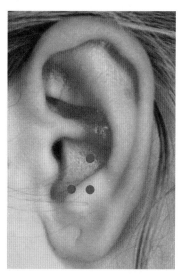

10 多梦的童鞋按这里。画圈处。

视频　多梦

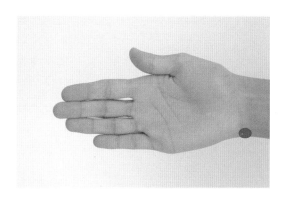

二十八 多汗

1 盗汗用 5 个**乌梅**、5 个**大枣**煮水有很好的效果。服用 1 周。如无效考虑肚脐塞药治疗。

2 多汗按压此处有效果，主要目的是刺激心经，在中医传统理论里面心主汗。

视频 多汗

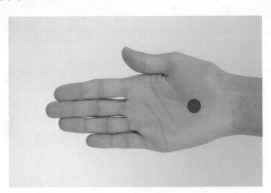

二十九 肝病

1 这两个图可以舒缓肝胆问题。中医讲肝升胆降，身体堵塞全部与这两个器官有关。女性例假来时乳房疼痛，男性脂肪肝问题，用这个两个穴位保健有效。

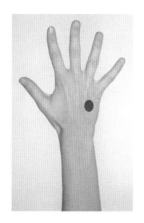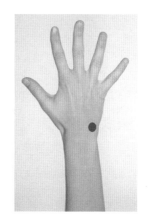

2 立春按压此处区域，上下找找最痛点，按压 49 次，能借少阳祖气疏通郁结。郁结包括乳房结节、子宫肌瘤、甲状腺肿诸多有形物。啥叫少阳祖气？就是种子发芽的力气。种子发芽，人长个，身体会自动疏通，过了今天效果就差点了。

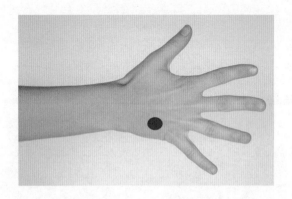

3 肝郁第二个梳理点在大腿内面连裤缝线附近，上下按压寻找最痛点，按压揉开，对郁结各种症状都有缓解。这是民间说的按摩人体"八把半锁"的内容，疏通能解决肝郁问题。

4 肝区疼痛是很多肝病病人都有的症状，当年我第一次用针刺到这个穴位，病人一下就跳起来了，说像通了电那么快，一下就不痛了。临床用着缓解症状还是比较可靠。一般用牙签按压 50 下一样有效。

视频 肝区疼痛

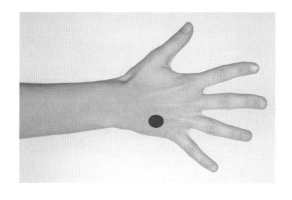

肝病

三十　胆囊

1 胆囊疼痛按压此处（**丘墟**）可以止疼。这个地方不要受伤，伤了此处内脏会伤。

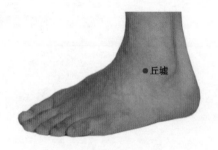

●丘墟

2 胆囊炎止疼用**四白**，谁知道有什么道理？

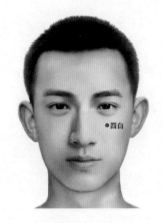

●四白

3

胆绞痛等胆囊疼痛牙签按压此处100 次能止痛。

视频　胆绞痛

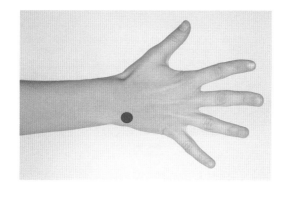

三十

胆
囊

三十一 胰腺

慢性胰腺炎取**内关**穴。

视频 慢性胰腺炎

三十二 肩颈

（一）颈椎病

1 教育小孩子读书一定要摇头晃脑，这样不会得颈椎病。我们古代就知道如何防治颈椎病的秘密了，颈椎需要常活动，就不会得颈椎病。我告诉我朋友的颈椎治疗方法，就是用电脑工作时候，学会交头接耳。

建议家长监督孩子养成摇头晃脑的习惯，每天晃一晃，保护孩子颈椎要趁早。如果我有话语权，晨读不晃脑袋读书的直接算违反纪律。不为别的，为了孩子健康。有这个习惯，根治颈椎病，历代中国读书人证明这一点。

2 学好**易筋经**，不会得颈椎病。我的体会。

3 颈椎练习我介绍下图这个方法。我用过很多锻炼方法治疗我自己的颈椎病，后来找到这个真正解决问题的方法。临床表明，颈椎病是脊柱病的局部表现，要锻炼要从整个脊柱锻炼才是对的。古

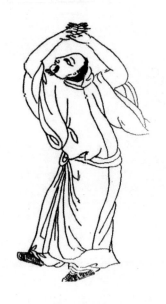

人太了不起了，这个他们早知道了。从脚到头全部拉伸，请晃身体。头部左右扭。就是全身牵引，让脊柱能有还原本来曲线的机会。颈椎好的前提是脊柱好。

颈椎特效锻炼方法是**八段锦**第一式"双手托天理三焦"稍加变化。我编个口诀如下：双手托天理三焦，身体微晃头伸摇。举手投降脚翘起，一天练个十来遭。语文不好，只会打油诗，抱歉。理三焦到网上搜索一下视频，加上晃动就好了。

4 颈椎不适或者落枕按标记处可以缓解。平时按可以保健。

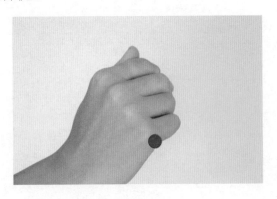

5 颈椎酸痛按压此处同时活动酸痛处 10 次，有缓解效果。经常刮此处可以保健，疼痛时候刮可以止痛。此处除了缓解颈椎酸痛，按压以后深吸气几次，能迅速缓解紧张情绪。

视频　颈肩酸痛

颈椎酸痛：刮痧双臂红点标示部至出痧为度，一天一次。

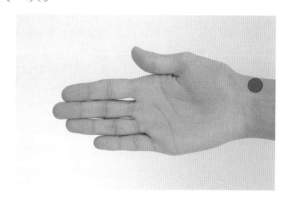

6 颈椎酸痛按压下边两图会有长久的效果，调颈椎要同步调脚跟。中医讲头病从脚治，原因从头到脚肌腱组成力学体系维系人体姿势，古书上说挑断脚筋，人的头会抬不起来，就是这个道理。

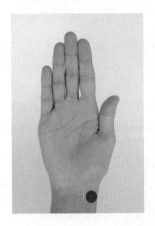 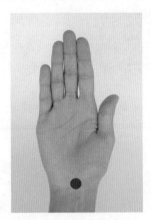

7 颈椎病按压两穴效果好。诀窍是边按压边活动颈部。

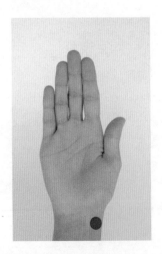 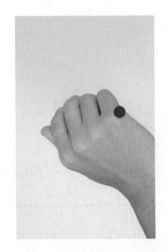

8 颈椎不适很多问题不在颈椎本身，也有腰椎导致的。脊柱本为力学下一个整体。颈椎腰椎都不舒服的按下列组穴。牙签按压每个点 100 下以上。

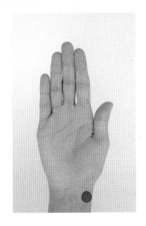 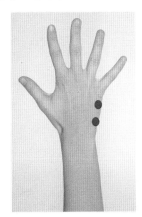

9 颈肩酸痛按压点。保健缓解还是不错的。

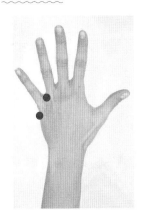 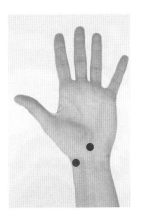

10 做个实验，双手中指环扣两边拉，会发现背部肩胛部很舒服。这个手势双手都要用，下班路上把紧张一天的肩胛松下来。坐地铁很实用的保健方法。

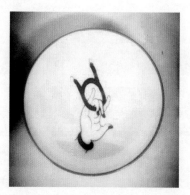

（二）肩周炎

1 肩周炎按压此处 10 次。同时活动肩部有效果。

视频　肩周炎

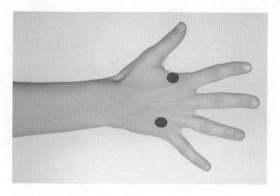

2 肩周炎按摩**足三里下1寸**左右，疼点就是按摩区。
边按摩边活动肩周，会有不可思议的效果。

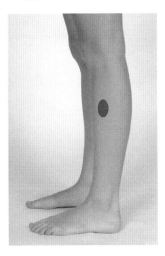

（三）落枕

1 落枕轻症，**后溪穴**用尖锐的东西按
压会有立竿见影的效果。

视频　落枕

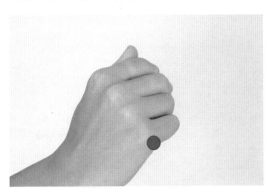

2 落枕，这两个配合使用效果好。按压刮痧皆可。同时活动颈部。

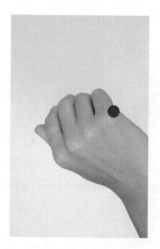 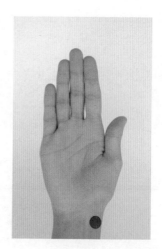

3 落枕用下列组穴，牙签或指甲尖按压每个穴位 30 下以上，同时活动颈部。

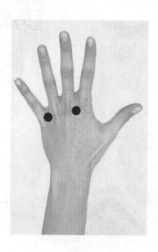 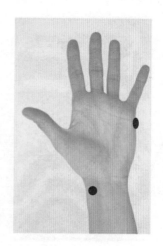

三十三 鼠标手

1 鼠标手按压此处可以缓解。这种本质是劳动损伤，需要工作中起来活动一下缓解肌肉僵硬情况。

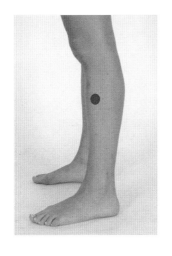

视频 鼠标手

2 鼠标手，治疗手穴如下：

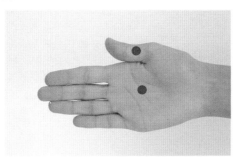

三十四 腰背痛

1 腰痛，疼痛时按摩手穴腰痛点很有效，按摩区域如下。实在腰痛不能动，就使劲哭，大量泪出会治疗腰痛，具体原因不明，我有多个哭好的病案。作为没办法的办法备用。

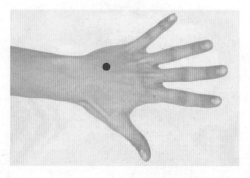

视频　腰痛

2 腰痛按压这两点可以很快缓解。

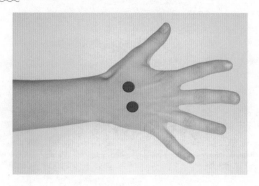

3 腰肌劳损是早期弯腰痛，活动后减轻。有车一族
时间长了多数腰肌劳损，早上起床腰不舒服多数
都是这事。而腰疼就是没有时间段的疼痛，处理
方法不一样。

腰痛手穴：

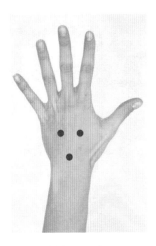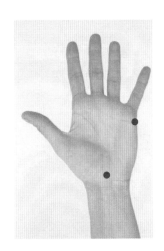

腰肌劳损手穴：

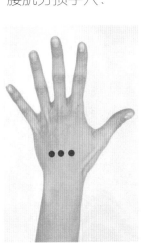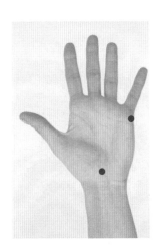

4 腰痛取腹部对应点，用**揉肚子**法，揉至热力自腹部深处透到腰部患处，腰痛可缓解。这个适用于椎间盘突出的腰疼。

5 腰疼患者练这个动作会痊愈的。不要低估古人智慧。我有一次腰疼下不来床，练了一会腰就好了。腰疼到没办法时，尝试练

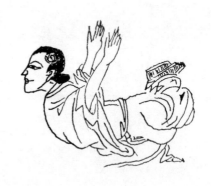

形食扑虎蟾玉白

练，节省银子办大事。没效再去找医生。趴着练，长练治病。

6 腰背间疼痛刮痧此处，至出痧为度，一天一次。

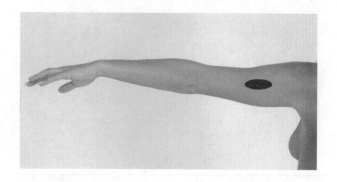

7 背痛按压或者刮痧此处有效果。注意寻找最痛点
按压或者刮痧。刮痧效果好，边刮边活动。

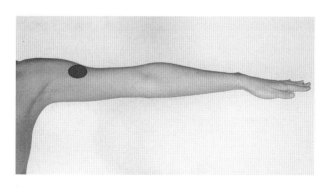

8 急性腰痛便利一法，尺泽刮出痧，同时，活动腰
部。这招缓解胃痛广为人知了，对腰痛效果也很
好。按压也有效。

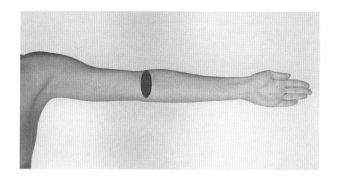

腰
背
痛

9 急性腰痛不能活动时，可以掐掐人中然后轻微活动腰部，往往当时解除，效果很好。这只对肌肉拉伤有效，如果有关节韧带损伤，不能解决，还是要看医生。

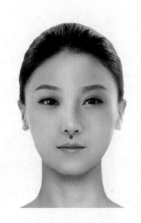

10 艾灸至阴穴位治疗腰酸症状效果比较好。有位女性朋友每晚腰酸得睡不着，灸了当日就好了。艾灸15分钟，实在没时间，5分钟也可以。

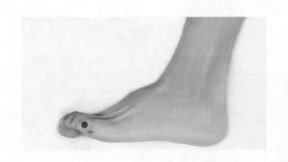

11

人过四十才真的知道腰膝酸软，这是肾虚了，要补肾。手上这两个穴位就能补肾消除腰膝酸软的症状。双侧牙签按压 50 次。要按几天才效果好。

视频 腰膝酸软

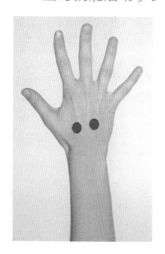

12

昨天门诊大夫腰疼得不能动，按压下边三点腰当时就能活动了。时期早这个办法就很好用。

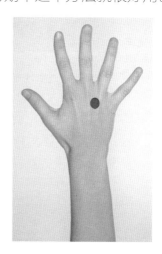

三十四

腰背痛

13

耳穴对付腰疼用指甲刺激**耳穴腰穴**。复杂一点
肾虚取肾，血瘀取肝，风湿取脾。找不清一起
用上也管用。

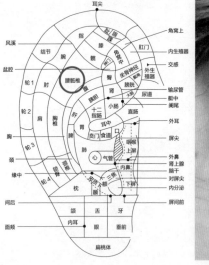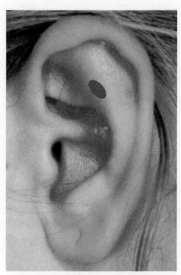

三十五 疼痛

（一）牙痛

1　牙疼选择**劳宫**穴最为长效，**合谷**只有临时疗效。按压，掐，都可以有效。送给牙疼的朋友。

视频　牙痛

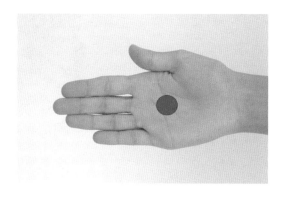

2 牙痛的时候用火柴棒按压红点区域，有一个特别痛的点。按压后有清凉感直接通往痛牙，牙齿疼痛减少不少。当年读本科时亲身体验过。前几天家里老太太去国外旅游，犯了牙痛，全指望这个活着了。压了耳豆就不痛了。旅游团还有一个犯了牙痛去医务室，诊金 800 人民币一次。

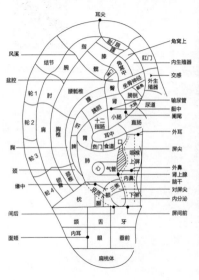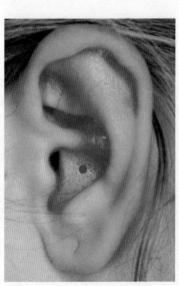

3 这个治疗牙痛效果比单穴更有效。

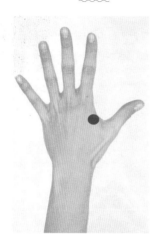 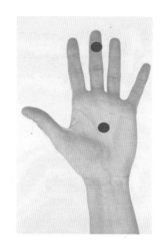

4 牙痛小疾，素不除根。最近几个月坚持用牙粉刷牙，基本不见了。十年之病，求七年之艾。王道无速功啊，中医慢还是有道理。初学学速效，慢慢要知道，速效是下工。但西医当道，要传播中医，只好从下等功夫入手，循序渐进。

（二）眉棱骨痛

眉棱骨痛或者前额疼痛还是很常见，按压下图位置5分钟就可以缓解。

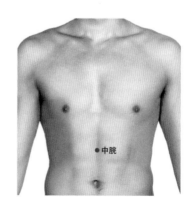

（三）三叉神经痛

三叉神经痛牙签按压此处有缓解效果。不会治愈。缓解就很好了，三叉神经痛是天下第一痛啊。

视频　三叉神经痛

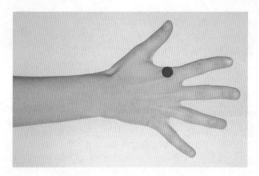

（四）坐骨神经痛

坐骨神经痛比较要命，牙签按压此处 50 次以上救急。症状缓解后找针灸科规范治疗。

视频　坐骨神经痛

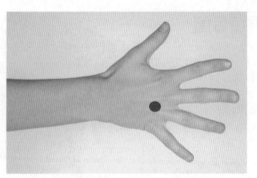

（五）膝盖痛

膝盖痛用左图的点缓解，用右图求本。老人膝盖痛与心经有关，**内关**能图本。

视频 膝盖痛

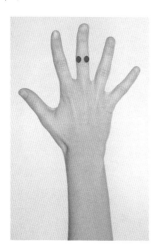
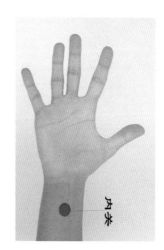

内关

（六）足跟痛

1 脚跟痛从下向上地艾灸痛点有很好的效果，包括骨刺。部分可以治愈。可以尝试。缺点是必须艾灸一周以上，每次至少 30 分钟。

2 足跟痛的特效按摩点，经常按摩三分钟，可以缓解足跟痛。足跟痛早期可以治愈。足跟痛时在标记处找最痛点按摩，用牙签压迫效果更快。

视频　足跟痛

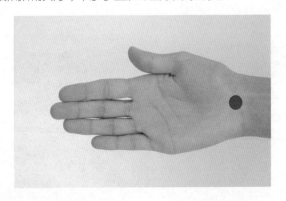

（七）肾绞痛

按摩**精灵穴**对肾绞痛有很好的效果。穴位如下，红点标记处。

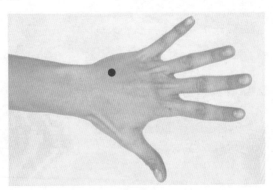

（八）其他

凡是疼痛，按压**合谷** 3 分钟都会有一点效果。主要是消除症状使用。孕妇不可用。

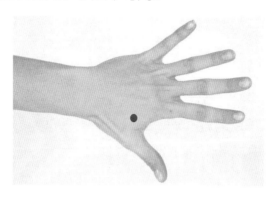

三十六 妇产科

（一）痛经

1 女性<u>痛经</u>问题，有个简单方法，耳朵眼里塞个**酒精棉球**就可以止痛。如果处理时机正确，5 分钟解决问题。药店卖的那种棉球正好。解决不了再吃药。可以留，注意不要超过 8 小时。

2 <u>痛经</u>除了有酒精棉球塞耳朵的简便方法，会艾灸的童鞋可以同时艾灸（悬灸）**至阴**穴 5 分钟，配合**红糖姜水**效果更佳。我在临床上还要开中药外敷小腹和用药酒塞耳来解决长期效果问题，必要的话喝中药。塞耳和艾灸基本解决一般痛经。

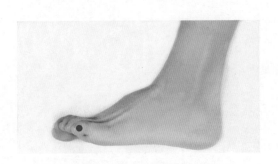

3 关于痛经：大部分痛经属于寒虚瘀滞。气滞痛经表现为伴乳房胀痛，需要行气，太冲有效。寒表现为疼痛、呕吐，艾灸**关元**穴效果好。虚，表现为后期疼痛，灸**命门**穴。瘀血表现为伴有血块，刮痧**八髎**、**血海**好。

4 痛经锻炼功，有效果。

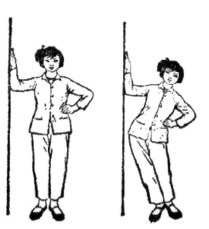

痛经的医疗体操
左：准备姿势
右：胯部尽量挺向墙壁

（二）经量

1

例假过多淋漓不断，崩漏，以及经间期出血，这个穴位有很好的调整例假的效果。用圆珠笔芯压迫 100 下，压得微微有点痛有效果。

视频 崩漏

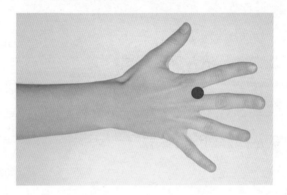

2

例假来的时候淋漓不尽，用**隐白**穴艾灸 3 分钟，2~3 天例假出血可以治好。例假大出血，艾灸此处可以止血急救。关键时候这个可以救命。

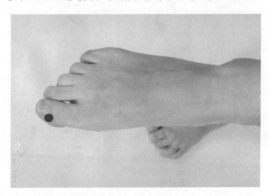

3 例假来得过多，可以炒大枣服用。每次吃 7 个，
炒得枣皮糊黑里边干就好，可以泡水后吃枣。

4 例假过多或者经间期出血，牙签按压下列穴位可
以解决。右侧疏肝解决根本。

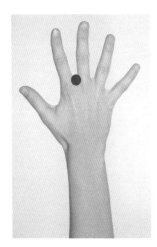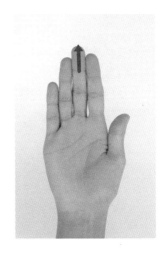

5 例假少，有些在中医里叫干血痨。黑木耳 100g
炖红糖很有效果，服用半月。也可以伴着服用当
归煮鸡蛋，吃药蛋也可以。不用喝汤，类似茶鸡
蛋的做法和吃法。

（三）经期

1 妇科有问题，用牙签刺激图上几个点，每次按压 50 次，微痛为度，坚持半个月有很好的效果。对月经推迟效果比较明显，一针见血。

视频 催经

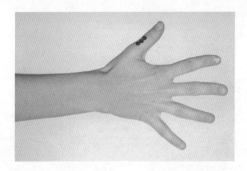

2 例假迟后，牙签按压左图红点 100 下可以取效。按压右图 100 下以调理根本。以求长期效果。例假不来多与肾虚相关。

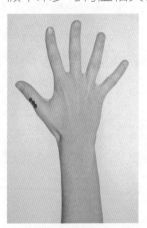
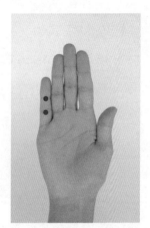

3 例假推迟可以用下图解决。按压右图有长期调理
作用。轻型会治愈。右图补肾，推迟多由于肾
虚。通经用左穴位按压，养肾用右图穴位。

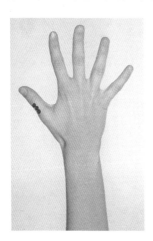 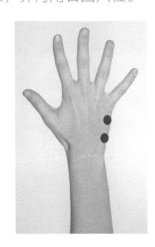

（四）乳腺

1 刮痧这个红点区域缓解例假前乳房胀痛，可以疏
肝。对乳腺增生有保健作用。

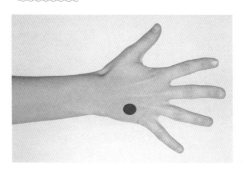

2 @方寸山中医乐知社：

人迎穴位于颈部，非常好用的一个穴位。比如乳腺增生，可以在此处刮痧，刮的方法从上往下刮，注意手法不要过重；眼底病变，亦可在

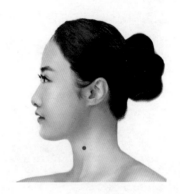

此处刮痧。这两种病只刮一边即可。什么时候刮两边呢？那就是血压增高时，急性降压，可同时刮两侧人迎，效果显著。作者 @- 明澄 -

3 乳腺结节刮痧此处，如疼痛变不痛即为有效。哪一侧结节刮哪一侧。出痧为度。如无变化，即不适宜此法，就不用刮了。按图中方向刮痧，不要弄错方向。按方向按压也有效。刮痧穴区：把前臂分四段，中下四分之一处。对乳腺炎效果更明显。大病用妙招，不可能刮完马上就好，要坚持刮一段时间。

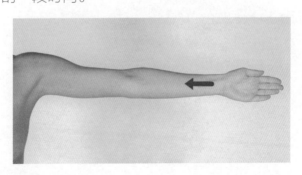

4 鲜药是个瑰宝，这也是我多年采药的原因。鲜药的效果是任何一般中药不容易取代的。比如**葱里边内膜**，薄薄的，敷到乳腺炎局部，硬结会很快软化，疗效之速令人惊叹。

（五）囊肿

1 艾灸**命门**治疗卵巢囊肿，效果好。不用挨一刀做手术。用隔姜灸灸命门穴。

2 子宫肌瘤或囊肿。刮痧、艾灸**八髎**穴有很好的效果。以下八个穴位统称八髎穴。

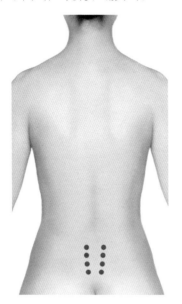

3 子宫肌瘤以及卵巢囊肿，按压此处效果确实有效。这是有名的董氏奇穴。董氏奇穴是董景昌先生创立的。每次牙签按压 50 下佳，不分左右手。例假来时不要按。孕妇产后按压好。

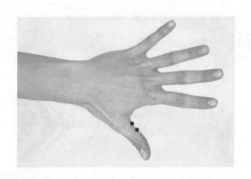

（六）输卵管

妇科之输卵管炎。曾经教会一病人，自行按压治愈。

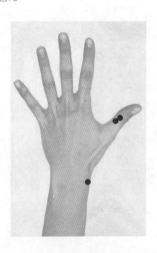 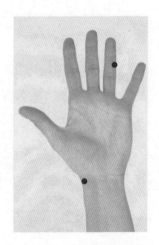

（七）白带

1 **白果**对妇科白带效果很好，这种熬汤效果好。

2 妇科白带过多，按压用**阳陵泉**穴，有效地减少白带。妇科病变很多是久坐不动造成的，血液循环差，免疫力就差，中医称为气虚。久卧伤气，久坐伤血。

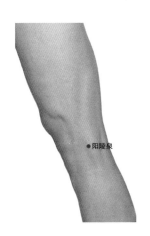

●阳陵泉

3 妇科白带是常见症状，下边为我常用组穴。

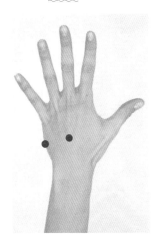

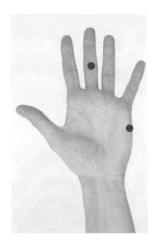

（八）孕期

怀孕脚肿，服用**鲫鱼**炖**红小豆**很快能消肿，非常灵验。可加少许盐，喝汤吃肉。红小豆可以不吃。对腿部水分过多的肥胖也很有作用，可以瘦大小腿。

（九）助产

视频 助产

剖腹产挨一刀不是好事，说不准何时生也是麻烦。足月孕妇可以用这个穴位助产。按压到 300 次以上才有用。按一下就担心流产的朋友过虑了，孕妇一般较为小心刺激此处是对的。

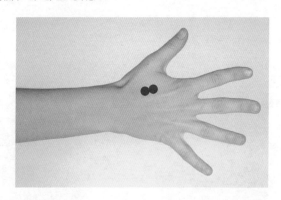

（十）产后

1 产后瘦身关键是在生孩子之后，没有血压高问题的马上喝一碗**参汤**，身体就能在产后瘦回去。马上喝的好处就是有些人当夜就能下床自己去厕所。红参 10g 熬水放保温杯，手术下来就喝。血压高的不能用此方。为什么产后喝一次参汤就有大用？手术伤元气，刚开始损伤，一杯参汤就顾护住了。机不可失，顾护元气，早期处理省了很多产后减肥痛苦。上医守机，下医守关，就是抓住问题窗口期解决问题。不是长期喝参汤，只喝一次，迅速补气即可。一天后就代谢了，不会影响喂奶。

2 产妇无乳、乳汁不足的情况很多见，用牙签刺激红点处很快就有效果。

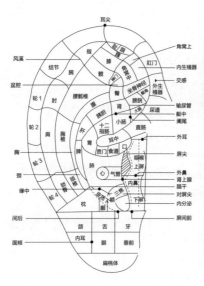
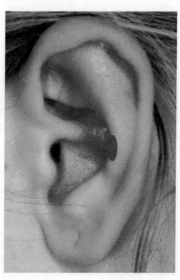

3 缺乳少乳是让婴儿全家焦虑的事，在奶粉这么不靠谱的时代，就是给孩子断粮了。下边这个穴位下来手术台就要开掐，有很大好处，晚几天也可以，长掐多掐，乳通也会足，可以尝试。

视频　缺乳

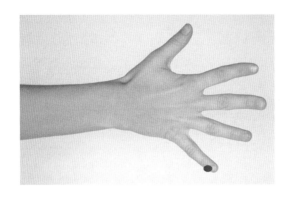

4 生乳除了**花生、黄豆炖猪蹄**，还有个简单方法，
生**黑芝麻**炒香加**盐**少许，每次服用 50g 以上，三
天后乳汁会多。非产妇服用可以**丰乳**。

5 缺乳，按压**涌泉**穴，每天按压早晚两次，每次按
压 50 次以上。主要针对产后无乳，按压后多数乳
汁畅通。

6 产妇生完孩子，容易乳涨不下奶。用**葱**一把捣碎
纱布包好加热，热敷乳房硬结疼痛处，帮助出
奶。有效。

7 产后腰痛多见，厉害的腰痛如折断。这种早期马上要服用**黑豆**汤不留病根。300g 黑豆煮开十分钟，服用黑豆水，黑豆不用。至少喝三天。腰疼减轻为有效，服用一周部分会治愈。可服用半月。无效者寻中医治疗。

8 产后一月内服用**生化汤**两帖，防止变成黄脸婆。课本原方，不要更改。要在医师指导下处方。我亲历多例，效果很好。

（十一）不孕

茶鸡蛋是中医药蛋的一种。中医有种药蛋疗法，用中药煮**鸡蛋**，吃鸡蛋进补或者治病。这不是从营养学能解释的东西。我见过的就有**藏红花**煮蛋治愈不孕症的病例。当然我不是说药蛋疗效很好，很多时候重复率不高。反过来，吃什么不是吃，万一吃中了呢？红枣、枸杞、核桃，煮蛋还是很好吃的。

（十二）女性保健

　　周尔晋发明的"**女福穴**"是女性保健奇穴。女福穴止痛效果非常好，对于妇科疾病的一切疼痛，如痛经、产后子宫收缩疼痛，以及女子各种疼痛等，都有显著疗效。每天可以按压 50 ～ 100 下，或艾灸 10 分钟，通治一切妇科病。

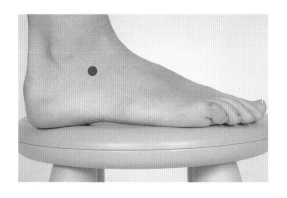

三十七 减肥

（一）控制食欲

1 减肥第一招，就是第一口饭嚼七七四十九下再咽下去。养成习惯，饭量减一半。

2 减肥控制食欲主要按压**中脘**穴 50 ~ 100 下。

3 减肥时按压此处，能很好地抗饥饿，增加饱腹感。

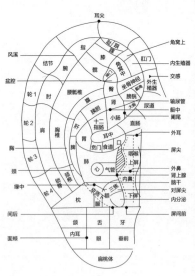

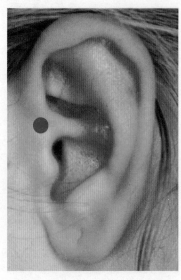

4 点按**承浆**穴同样具有减肥的效果，每天吃饭前各点 36 下。现代研究也表明：胖人脑部的摄食中枢通常对"吃饱了"这个讯息不太敏感，以至于胖人常不知不觉食量

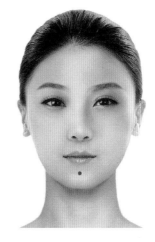

过多。而多刺激穴道，可以改善摄食中枢的敏感性，达到瘦身的目的。

（二）瘦身

1 减肥的朋友不要忘了每天拿抓此处 200 下，很好的瘦腰效果。裤腰带很快就告诉你效果的。拿是拿起来，抓是拎一下。由轻到重。治疗前用腰带记录尺寸。

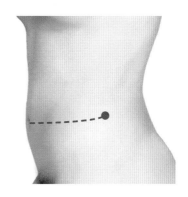

2　瘦胳膊主要是抓拿**臂臑穴**，拇指压住穴位，四指
抓住赘肉向外捏拎。200 下为好。要坚持。

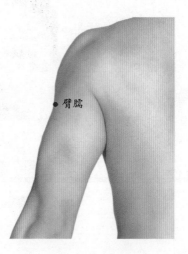

3　瘦大腿主要是敲**风市** 100 下以上，由轻到重为
好。还有就是捏提**梁丘穴**和**殷门穴**。长期使用效
果很好。

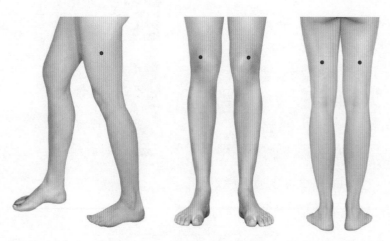

4 瘦小腿，刮痧**委中**有很好的效果。

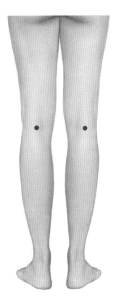

5 瘦脸的要穴是**水分**，如下图取穴。主要对早上明
显脸盘变大的那种，早上脸大多水湿太重，水分
对症。

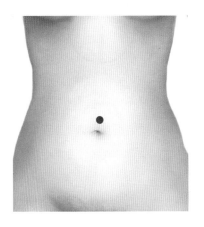

减肥

6 　瘦腹部，按压**中脘** 100 下，中指按压到底然后迅速松开。100 下为度。饭前 1 小时最好。

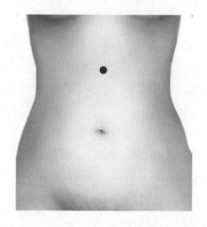

7 　按图示手法按摩，可以消除肚子（瘦腹部）。

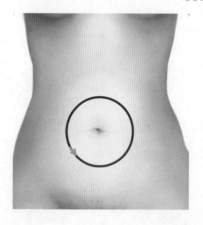

8 常用的穴位如图，一般的肥胖，拔罐就有效。尤其**中脘**、**外陵**用大罐。配合节食运动效果最佳。我的体会是保证睡眠减得快。火罐效果好。气罐有效。

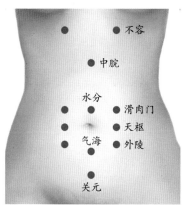

●   ● 不容
    ● 中脘
水分
●   ● 滑肉门
●   ● 天枢
● 气海   ● 外陵
● 关元

9 减肥零食是用**黄豆醋炒**，饭前做零食，减肥效果很好，有个病人一个月减了 10 斤，关键养成吃这零食的习惯，而且坚持。

醋炒黄豆的做法有两种。一种醋泡黄豆两天，晾干，再炒熟即可，这种比较酸，难吃，效果比较好。另一种就是干锅炒黄豆加醋炒干，炒熟，不加油，也有效果。这种适合不喜欢醋的朋友。无忌讳，皆可服用。多少都可。胃酸太多了少加醋。这个是食品，没有副作用。

服用方法：一定要饭前吃，最好是饭前半小时。副作用就是放屁。可以打粉后冲服，酸的对牙还是不舒服。

10

减肥分三种。食肥，吃得太多。虚胖，气虚运不动，喝凉水都胖。毒阻，身体毒素太多，多伴便秘。这些都有相应的中医方法解决。总体食肥最普遍，中医最有把握。我个人体会虚肥部分病人脚下给药有很好效果。

三十八 皮肤

（一）湿疹

1 鹅掌风或者手上任何癣，无论痒还是不痒，用艾条艾灸都有很好的效果。记住要用**烟熏艾灸**，让艾油熏满皮损区，不要洗。一根几毛钱的艾条就能把这个疑难病搞定。

2 婴儿湿疹用**绿豆**煮水洗洗就好。可以在肚脐里滴上几滴绿豆水防复发。外洗无害，尽管用。我用在自己孩子过，3 天就好了。

（二）美容

1 肚腹三里留，腰背委中求，头项寻列缺，面口合谷收。这是针灸学里有名的四总穴歌。古典针灸认为面部所有疾病**合谷**都有效果。面部美容合谷就是一个保健要穴。每天按摩两侧各 50 下保持面部不老。

2 美容有个简单办法，就是煮熟**鸡蛋**热熨**肚脐**十分钟，刺激量以鸡蛋微热为度。能排毒美容。用完的鸡蛋是这个样子，不能吃了，要扔掉，切记。而且是煮鸡蛋不是茶鸡蛋。茶鸡蛋太贵用不起。

3 昨天教自家姑娘，**搓手加干搓脸**。监督执行，形成习惯。省得长大了为了这脸到处去美容保养。

4 **三阴交**美容养颜抗衰老，是美容的要穴。从中医角度看来，脸就是观察身体内部器官运行正常的仪表盘。眼圈黑是肾亏，黄褐斑多是肝火。三阴交是女性各种妇科病常用穴，能解决身体内部各种妇科小问题，所以也是美容的要穴。按压、针刺、艾灸效果都很好。孕妇禁用。

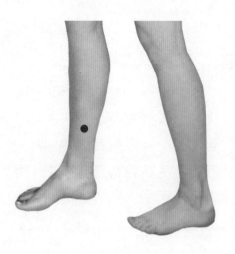

（三）痤疮

1 痘痘皮肤，用**金银花**煎煮水洗脸效果很好。

2 痘痘初期，多属于经络不通瘀滞而化火。尤其吃辣椒、熬夜痘痘就发的这种。问题在于肝经。掐耳轮红区有很好的效果。疏通肝经，一两天早起痘痘会消。已经起来的痘痘也有效，要坚持，要掐双侧，例假期也可以掐。每天可以掐 1～3 次，每次 100 下。

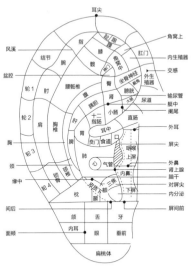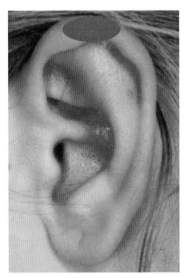

3 痘痘可以在**大椎**刮痧，效果很好。

4 痘痘用耳穴调理效果不错。痘痘掐**耳尖**穴就效果
很好。但是复杂一点的需要综合调理。下图是我
常用的耳穴调理痘痘的处方，可以参考。

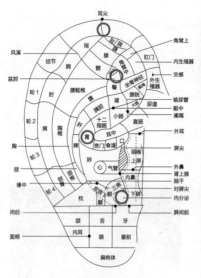

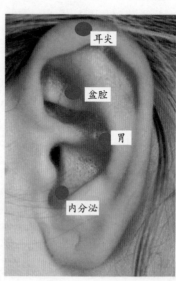

（四）斑

1 非遗传性雀斑很多是肝血不足的表现。我给病人调经的过程中，经常发现雀斑消失了。正如吃辣椒长痘痘，面子问题很多是内脏问题。有一个有效的方法，就是按压**血海**穴。午饭前按摩膝盖上的血海穴，有利于祛除脸上的雀斑。需要坚持一段时间。

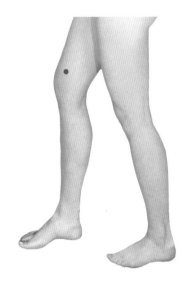

2 黄褐斑是肝胆经络不通畅的标志，平时条畅情志很重要。用指甲尖锐处按压红点处有很好的淡斑效果，双侧都要按压，每天 100 下左右。淡斑过程不是迅速消失，我的经验是，好像染的黑点慢慢被水漂白淡化的过程，需要坚持。例假时期也可以按压。

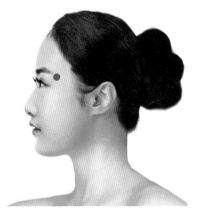

3 脸上长斑（黄褐斑、黑斑），按压下图红点有淡斑、祛斑效果。轻度可以治愈。

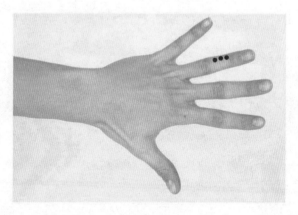

4 王莽为答谢孔休，便送他一柄玉饰宝剑。孔休不肯接受，王莽说："我之所以送这个给你，是因为我看见你脸上有瘢痕，而用美玉可以消除。"用玉器刮痧瘢痕表面，长期可以消除瘢痕。曾经用古玉做过一个刮痧板，临床使用对瘢痕有效，古人不予欺也。

（五）油性皮肤

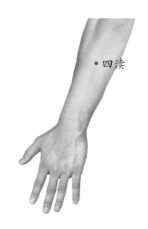
•四渎

1 油性皮肤很讨厌，很多人脸上都是"大油田"。痘痘、脱发很多是由于这个皮肤原因。改善油性皮肤用**四渎穴**效果比较好，双侧每次按压100下。要坚持一段时间。例假无忌讳。会缓解症状。油性皮肤多内热体质，身体调理还是需要的。

2 脸上出油西医认为是内分泌问题，中医认为是胃热，**耳穴**用**内分泌**、**胃**，两个穴位一起用有效。每天指甲按压100次，或者贴耳豆。

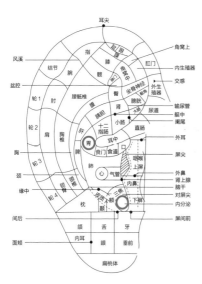

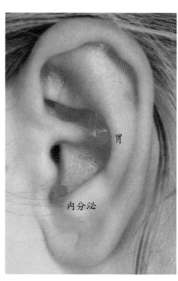

（六）干性皮肤

皮肤发干、暗黄、有皱纹，这些血虚引起的"小难堪"，可以从调理气血来改善，从健脾来补，**足三里**穴是最佳选择。脾胃在色为黄色，脾胃虚弱就会面黄。艾灸足三里能很好地改变面色，艾灸时间 15 分钟以上。

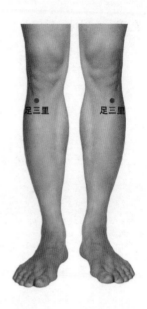

（七）鱼尾纹

眼角鱼尾纹，用生姜切片外擦红点区域有很好的舒缓效果。如能加上局部艾灸效果会更明显。很细小的鱼尾纹会消失，大的鱼尾纹会有缓解。

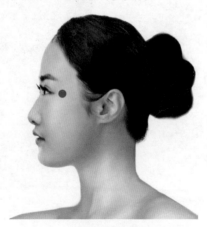

（八）带状疱疹

带状疱疹用牙签压迫此处 60 下左右止疼，用血糖针放血速度更快。有辅助治疗效果。

视频 带状疱疹

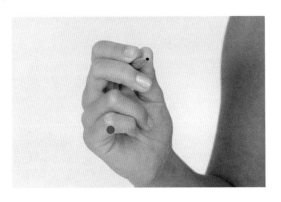

三十八

皮肤

三十九 眼

（一）近视

1 保护视力可以用下边穴位刮痧。保健按压也有好处，预防近视。

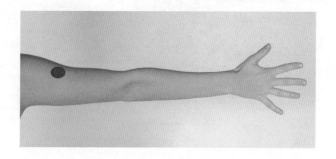

2 防近视眼多服龙眼，从象角度，**龙眼**很像眼，补血温阳，注意服单数，不上火为限。鲜龙眼好，干龙眼要改泡水。

3 近视非常适合**放风筝**，春天属木，肝属木，眼属肝，尤宜望远。门诊有几天小儿视力治疗效果非常好，和春天生发之气很有关系。

4 近视两年内为最佳治疗期。越早治疗效果越好。我有多次一疗程从 0.3 治到 1.5 的例子，就是因为近视时期短（两个月左右）。超过 2 年治疗就很困难了。时间超过 4 年，很难逃脱戴眼镜的命运。治疗近视越早越好。戴上眼镜，再摘下来是很困难的事。

5 近视主要是孩子电子产品的管理问题，须有充分的注意。对眼睛有效的方法是转眼球和远眺。转完以后，视力往往是有变化的。

6 我擅长小儿近视，成人有提高价值，缺乏治愈价值。小儿多数有治愈价值。建议家长从 1.0 左右就要开始治疗，3~4 次治到 1.5 的孩子不在少数，要是到 0.5 以下，治疗的周期都会很长，除非视力刚下降下来。我的工作经验告诉我，1.0 就应该是临界近视眼。

7 我的近视研究发现很多小孩的传统游戏对视力有很大好处，这是可以用视力表数值展现出来的。放风筝不带说，对视力好的还有跳皮筋和跳绳。正确的跳能让部分孩子视力当场提升。重新规范孩子正确游戏非常重要。

8 小儿近视主要是用眼过度，这是体制原因，无法改变。但是还有个更重要的原因我个人认为就是脊柱损害，近视眼的孩子多数看书写字姿势问题多多。保持良好的写字、看书姿势保护脊柱，才能预防近视形成。

（二）眼干

眼睛干涩、见风流泪、视疲劳，我喜欢用下面穴位（从腕横纹向上一卡距离，正中），对流泪效果快，对干涩要按摩一会儿。送给在电脑前奋斗的朋友。纠正眼功能失调有卓越效果。每日按按，眼睛保健。

视频　眼干

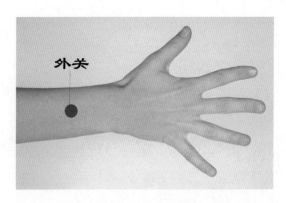

外关

（三）眼痒

眼球发痒是本季节多发的症状，按压图示方向推**中指第一指节**效果很好。尤其对小孩的急性结膜炎效果好。

视频 眼痒

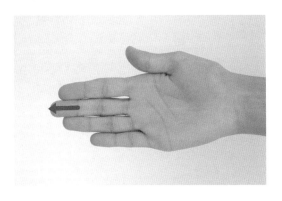

（四）护眼

1 保护眼睛，我经常用这三个穴位。对近视和老花眼都会有效果。用指甲掐 50 下。

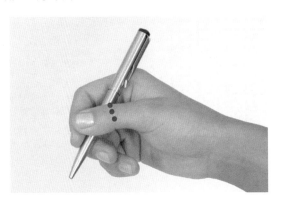

2 看电脑手机太多容易出现泪出的症状，按压下列
组穴保护眼睛。

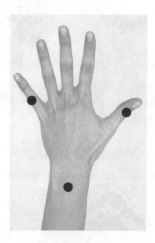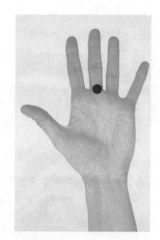

3 眼睛疲劳按压组穴。

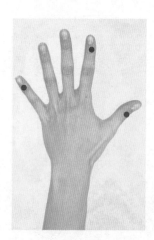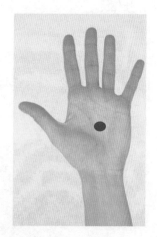

（五）老花眼

　　电脑用太久了。眼老化就会早早变成老花眼。这是我自用的保健老化的手穴方子。以前在门诊上帮助好几个老人摆脱老花眼。穴位多了些，但是很有效。看书开始恍惚就要早点用。老规矩每个穴位牙签或指甲尖按压30下以上。

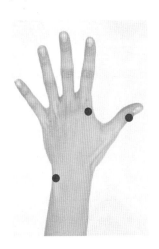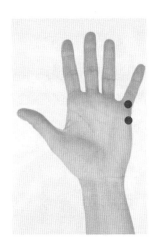

（六）麦粒肿

1 麦粒肿掐**耳尖** 100 下。早期可以消除，避免手术切开排脓。

2 @ 全勇先：麦粒肿又称"针眼"，西医没有好办法，经常反复发作，重了还要动小手术，还留疤。我有个偏方，是朝鲜屯舅妈的妈妈告诉的。非常灵验，屡试不爽。在"针眼"刚长的时候，用小刀在两个大拇指指甲上刻个"十"字，刻出白道道即可。睡一宿觉就好了。要是治好了您，请传播吧。世上的病痛烦恼，少一桩是一桩。

视频 麦粒肿

（七）烂眼角

烂眼角是老年人常见病。曾经有病号介绍用棉棒蘸着**绿茶水**外擦有效。茶水泡好放凉用，少许即可。我的办法是用点喝剩的茶根就好。

（八）灰尘眯眼

春天来了容易起风，灰尘眯眼也是常事。中医有一法可试。闭眼东向吐唾沫七次，灰尘不大可消失。为礼貌请吐到卫生纸里。当年年轻好奇尝试多次，效果奇好。古书说向东吐。我试过各种方向都可。但灰尘太大就不行了。

（九）电焊光

被电焊光伤了，眼睛痛，俗称电焊光打了眼。用**人奶**滴入眼睛迅速可以治愈。人奶有时候不好淘换，可以捏少许盐放在舌尖处，眼睛就不疼了。

四十 咽

1. 刮痧是个好东西。咽喉疼痛刮此处会有很好的效果。

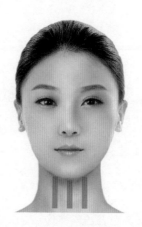

2. 咽痛在**廉泉**局部揪痧或者拔罐出痧有很好的缓解作用。方法效果不错，但是缺点也明显，就是痛。

3 咽部不适，比如疼、干、痒、异物感，都可以按
摩此处一站式解决，效果很不错的，给各位辛苦
教课老师的礼物。慢性咽炎的不适感是可以用此
处秒杀的。

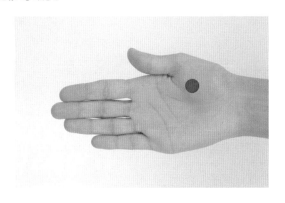

4 慢性咽炎，在**然谷**上拔一罐，颜色
变黑效果最好。拔完一般就清爽了。

视频 慢性咽炎

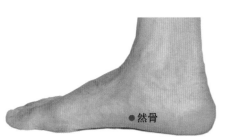

●然骨

5 换个玩法。这两个方案一起用，对慢性咽炎才会有持久的作用。左侧疏通经络治标，右侧补肾滋阴固本。

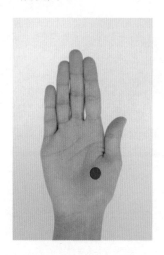
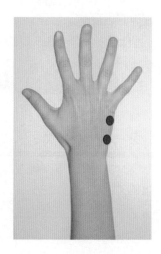

6 慢性咽炎按压下列穴位有治疗作用。

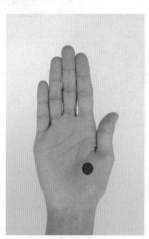
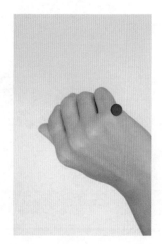

7 慢性咽炎也是常见病，各种不适按压穴位时同时
做吞咽动作效果好。按压标的穴位每处 30 下以
上。牙签最好，指甲尖也可以。

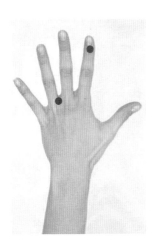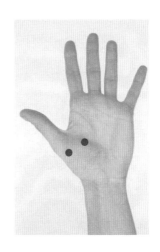

8 最近发烧的孩子很多，这个可以解决
咽炎，如果能用血糖针放几滴血，还
能缩短发烧和肺炎的病程。急性咽炎
牙签按压的处方，也能通便。

视频 急性咽炎

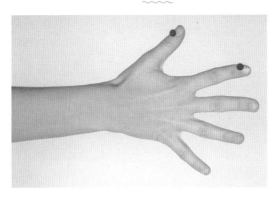

9 急性咽炎用这两张组合，牙签按压指甲按压 100 下都可。为什么？上火多是积滞化热，左侧通经治疗标，按压右侧通便治本。慢性肠炎也多积滞不去。

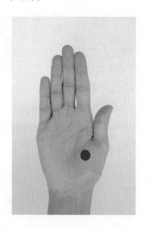 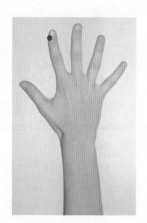

10 急性咽炎用下组穴位牙签按压 100 下。右侧用来去火，100 下就可以不要多压。

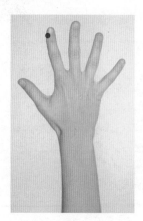 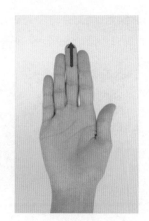

11 雾霾天气，咽部不适人很多。按压下列两穴 100 下很快能缓解，诀窍是边按压边吞咽。

视频　咽部异物感

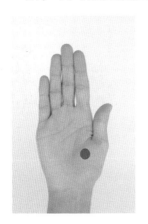 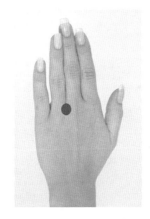

四十一　耳鸣

1 青年耳鸣多是肝火旺，按压左图解决症状，按压右图去心火。中医讲实则泻其子，肝火要通心经。

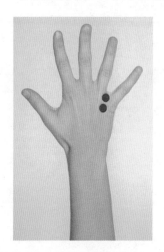
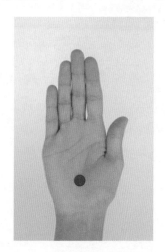

2 耳鸣按摩此处有保健效果。耳机族要经常按摩，
耳鸣早期有治疗作用。

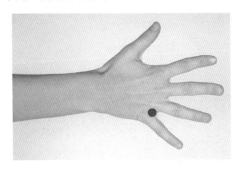

3 耳鸣常见。这是我常用手穴组方。

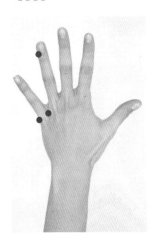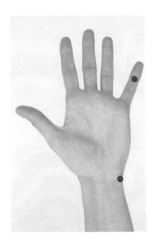

四十二 鼻出血

1 流<u>鼻</u>血用细绳扎住**中指下部**可以迅速止血，很有效果，这是武当道家方法，简单，但是理论高深莫测。

视频 **鼻出血**

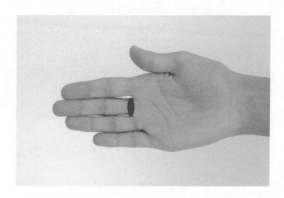

2 鼻出血系**中指根部**立止。经常按压右图红点部 30
下可以不发作。鼻出血多是肝火，按压右图消
除。理论上叫佐金治木。

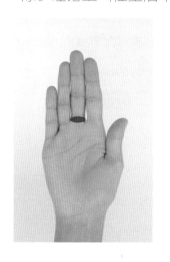 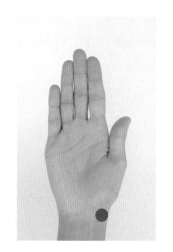

3 又到春天了，鼻出血病人又多起来。**中指拴绳**临
时止血效果很好，但是要相对根除还有个食疗方
法可以试试。**醋泡生韭菜**，出血后吃 1 周有根治
效果。生韭菜洗好切碎泡醋，10 分钟后吃韭菜喝
醋。量多少随意。没有副作用。

4 春天孩子容易鼻出血，孩子纯阳之体，舒结为主。用下图两个穴位效果好。左图治标系中指，右图疏经防护。

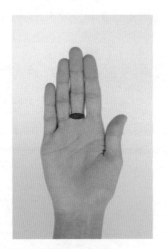
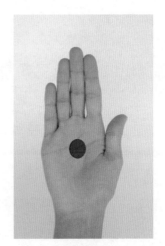

四十三 打嗝

1　中医从有形求到无形，再从无形回到有形。比如打嗝，是肝气上逆，当佐金平木。这就是有形病到无形理论。找到纸条**打喷嚏**打嗝就好了。这就是无形又变成有形的方法。

2　打嗝很讨厌，尤其手术后打嗝牵连刀口疼。按摩此处立即制止打嗝。搞不定取纸条刺激鼻孔打喷嚏一定搞定。打嗝为肝木病，用肺经或者取嚏取金克木本意。

视频　打嗝

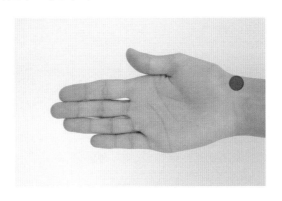

3 打嗝按压这一套组穴效果好。

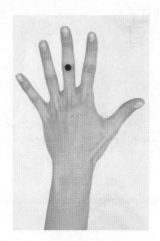
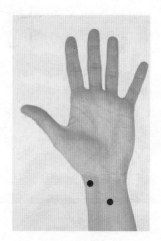

四十四 打呼噜

打呼噜的问题，有个简单办法，就是按压一段时间**液门**穴。双手每次牙签按压 50 下。呼噜由于鼻咽部水肿原因的会消除。还有一部分是气阴两亏导致的，晚上坚持热水**泡脚**加七粒**花椒**也有效。当然，最快的办法就是调节枕头低一些，调好了当晚就见效。重的就需要调理身体了。

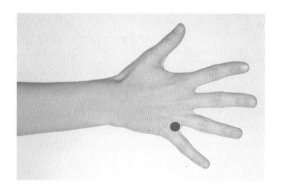

四十五 岔气

岔了气，胸肋胀痛快按这个穴位，要是没有在一小时内处理好，罪就受大了。这个穴位处理岔气，越快越好。按压刮痧效果都好。要点是边刺激穴位，边轻微活动岔气疼痛部位。

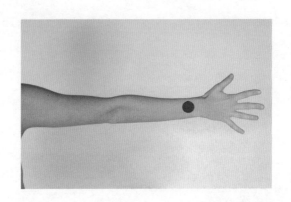

四十六 烫伤

烧伤、烫伤第一时间把**白糖加水**湿敷到创面上，立即止痛修复，家居必备技术。创口不破都能用。

四十七　戒烟

　　隆重推出戒烟穴，中指肚下就是。能缓解烟瘾，改变烟口味，烟瘾来时掐掐有暂时缓解效果。适合不抽烟场合，这个比我的家传秘方戒烟糖差很多，但是这个免费不花钱。

视频　戒烟

　　@ 扶摇子 -Gavin：甜美穴，这个手指下应该是列缺吧，应该在列缺与阳溪之间，按之口中有甜丝丝的感觉。

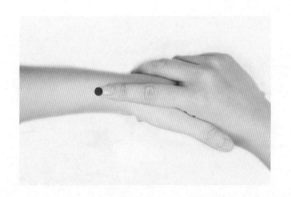

四十八　醒酒

酒醉牙签按压此处 50 下，借一句广告语，第二天舒服一点。

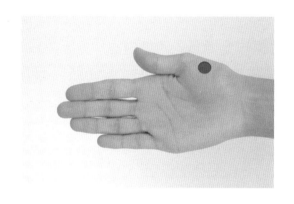

四十九 中暑

1 暑天除了**绿豆**解暑，还有就是**西瓜皮**解暑也很好，用西瓜白瓤拌点白糖一点也不亚于绿豆，而且不像绿豆有寒性。中药用最外边皮解暑，学名西瓜翠衣。这个午餐吃一块，不会中暑。

2 解暑莫过于**西瓜**。西瓜中医称为天生白虎汤。但是解暑效果最好不是西瓜红瓤，而是西瓜翠衣——就是西瓜皮。吃西瓜皮就算了，吃西瓜的时候，多吃点白瓤还是有好处的。其次就是著名的**绿豆**汤了。

3 好热的天。强烈建议老人不要频繁穿越不同的温度间。穷人怕过年，病人怕节气。怕的就是不同温度下身体循环系统剧烈调节，老弱的容易出问题。年轻人容易中暑，老年人容易心血管出问题。建议屋里外边尽量温差不要太大。能不频繁出入就不要出入。

4 中暑在背后督脉**风府**、**哑门**和**大椎**之间那个地方抓痧特别有奇效。中暑挥汗如雨、全身发热、口干咽燥，怎么喝水都没用。当场抓完痧就见汗冷、脉静、身凉、口不渴了。那速度比打针输液还要快。抓痧技术细节去找度娘。

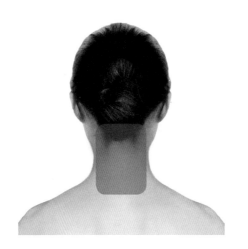

五十　抽筋

1　曾经救我命的中医怪招："在男病员如左腓肠肌痉挛，则以手紧握右侧睾丸，可立止痉挛，反之捏左睾丸。经试验效果很好"。我曾经在游泳中腿抽筋，多亏用了这个怪招立即治愈，才没被淹死。希望腿抽筋的时候记得救急。我至今感激这个老中医写的秘方。女性不宜。

2　老人腿抽筋是很常见的问题，可以在**承山**穴位按压，顺时针 36 下，逆时针 36 下，效果很好。

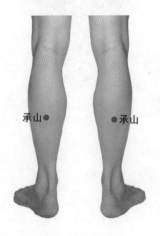

承山● ●承山

五十一 夜尿

1 老人夜尿，很容易导致血压升高。
睡眠不好。掐标记处 100 下，有很
好的效果。送给老年人的礼物。

视频 夜尿

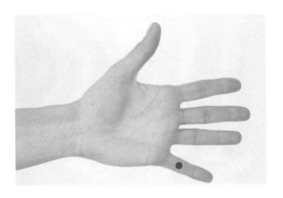

2 老人夜尿是个大问题，服用烤**白果**十余个有效，
要烤熟。当年举子考试和妇女回娘家，为了避免
小便都是服用熟白果的。至今很多地方老人还知
道此方。白果生用有毒，一定要熟的。具体细节
去查度娘。

3 @ 罗大伦：很多年前，我学中医不久，我母亲一次因为惊吓，出现尿频的症状，几分钟去一次厕所，检查没有器质性病变。有心理医生建议用皮筋勒手指分散注意力，西医没有办法，中医院开方无效。我遍翻方书，找到一方：用**白果**七八枚和**瘦猪肉**一两蒸熟，吃白果和肉，结果很快痊愈了。这是我最早的用药心得吧。

五十二 前列腺增生

1 前列腺增生造成小便困难，可以尝试着**倒走**300步。效果很好。年轻人前松后紧，老年人前紧后松，倒走对老年人身体有好处。

2 **南瓜子**炒食对前列腺肿大效果很好。当零食吃就可以。不怕长期服用。

五十三 疝气

视频 疝气

疝气牙签按压此处很有效果，轻度可以治愈。

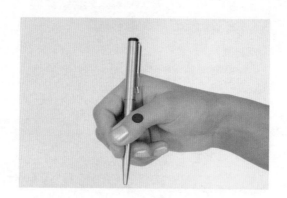

五十四 痛风

　　痛风有个特效穴位，用牙签按压 50 次很好的止痛效果。如果能用血糖针**放血**会有更好的效果。尤其急性期止痛很好，平时按压是很好的保健。

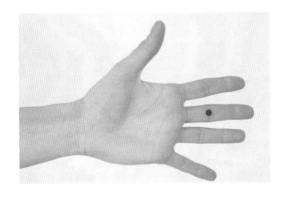

五十五 淋巴结

颈部淋巴结肿大很久消不了，中医叫瘰疬。可以刮痧此处。每次出痧就好，不要破皮，有利于第二天再刮。

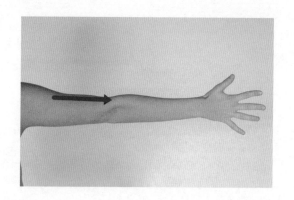

五十六　甲状腺

甲状腺肿、甲状腺炎以及甲状腺结节，按压、刮痧图示部位或者拔罐此处有效果。核心位置是肘窝横纹向下一个一元硬币的位置。刮的面积大小皆可，出痧为度。拔罐也要拔出黑印为有效。一天一次。注意不要刮破。

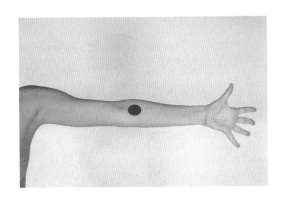

五十七 雾霾

1 抗雾霾养阴梨。雾霾怎么对抗不是中医考虑的，
但是它损伤的是肺阴。伤了就要补。肺为金肾为
水，补肺阴要兼顾肾的。梨里边挖坑填入芝麻煮
透喝水。作用养肺补阴。封梨盖用牙签就好，针
灸针是顺手。一锅放三个梨加五个枣。用高压锅
小火炖最好。加冰糖调味。个人体会用了肺很透
气湿润。

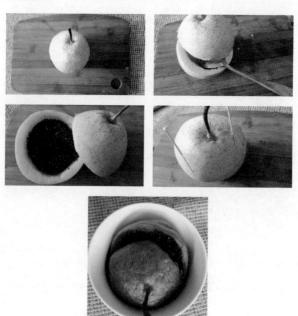

2 关于雾霾，我第一个想法就是古书里说的云贵瘴气。现在南北天气有点掉了个个儿，就更支持了。古代京城到云贵做官的官员，都要灸足三里化脓才动身，为保到云贵地健康生活。化脓灸就不必了，按压或者艾灸足三里是非常有意义的保健。

五十八 蚊虫叮咬

1 蚊子咬了，用艾灸灸到皮肤稍痛，一会儿就好。没有艾条用香烟可以取代。热度皮肤稍烫才行。有一年去山上采药，咬的太多都恶心，用艾条灸10分钟就都不痒了。香烟我也代用过，稍差也能用。

2 @美滋滋的鱼咪：我奶奶教我对付疮啊叮咬的肿包啊的环保方法就是用嘴嚼烂生**黄豆**，然后敷在患处，贴一晚就可使脓肿慢慢消了。还有小儿小鸡鸡发炎，只要用一点点**鸡蛋**清涂在患处立刻消炎，百试百灵。这一招可以使孩子免受药物毒害。

五十九 过敏

1 过敏的朋友，可以考虑在**肚脐**上拔一罐，效果超级好。可以快速脱敏。

2 过敏的童鞋用牙签按压此处 100 下，部分症状会有效。

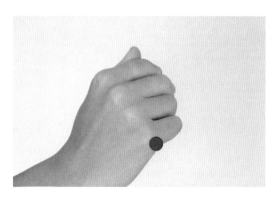

3 过敏刮痧此处，双手无方向性。越早越好。

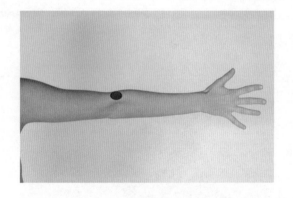

六十 外伤

1 砸伤是很疼的。止疼的方法是把葱内膜外敷到局部，很快就止疼。

2 扭伤挫伤，早期迅速按压**涌泉**穴 30 下就会缓解疼痛。

3 中医用**土元**治疗骨折是因为公鸡骨折以后会找土元吃，很快康复之故。这种关注自然本来解决方法和国外研究蝙蝠发明雷达有异曲同工之妙。我们现在学习西方的时候失去了这种学习自然之道的精神。

六十一 晕车

1 晕车的时候，肚脐里边塞一把**姜**粒把肚脐盛满，有很好的预防效果。

2 晕车是个很讨厌的事，买张**伤湿止痛膏**把肚脐眼盖住就能控制症状。肚脐眼里放姜再盖上更好。

六十二 脱发

1 脱发有一个穴位效果按压或刮痧效果不错的。位置看图。

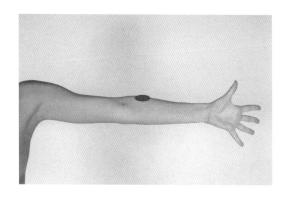

2 补脾胃我个人是服用**茯苓**。北京茯苓夹饼就是用茯苓做的。当年太医院制造，慈禧太后比较爱吃成了产品。这是一种传统的养生方法。脾胃是我们身体里的土壤，土壤正常一切都会正常。茯苓能保证我们身体土壤里的活性，说人话就是健脾祛湿。岳美中书里写到长期服用茯苓能够治疗脂溢性脱发。从我的临床经验来看，对脱发早期有效。

六十三 遗精

遗精可刮痧双臂红点标示部至出痧为度，一天一次。

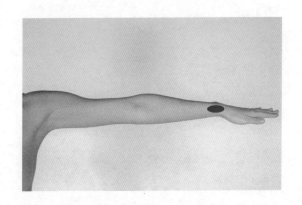

六十四 提神

　　夏日炎炎，头目困乏。用**清凉油**或者**风油精**涂抹眼角地带，不要入眼。迅速提神。不仅高考可用，各种情况提神皆可。尤其是开车困乏，清凉油必备。老祖宗的东西便宜又好用，困了累了，不需要喝某牛，需要抹点清凉油。

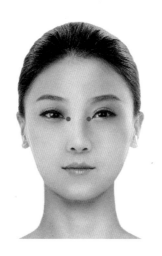

六十五 养生

1 养生每天服用 7 个小**黑豆**，吞服。这是道家的方法。黑豆用小的，破开黑皮里边是绿的。生吞。个人体会吃了的确长精力。

2 人到四十（40 岁）天过午，养生是必须的。内经说人过四十肾气自半，用西医指标表示的确如此。中药进补最好，按摩也有效。下图为肾虚保健用穴，怕衰老的朋友按起来吧。男女通用，81下重阳数。

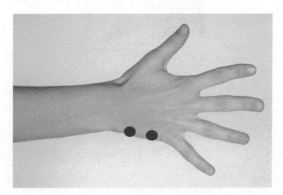

3 面部变黑很多是肾虚的体现，艾灸**肚脐**有效果。高血压病人不许灸此处，孕妇也不可灸。艾灸时小心不要烫到自己。

4 俗语：冬至养生，夏至治病。一个安内，一个攘外。夏至人阳气到极限则一阴生，就是俗话说的寒。热极而寒生，寒生百病重。所以夏至宜扶阳驱寒，将寒气消除在萌芽期是个取巧的方法。民俗服食羊肉、生姜、狗肉、馄饨这些热性食品就是这个驱寒于初生，扶阳于将败的思路。今天艾灸**气海**、**关元**很有好处，还有最简单的法子，就是顺时针揉**肚脐** 21 下，扶阳驱寒是极好的。

5 三伏吃**羊肉**养生是对的。暖的是下焦。女孩例假吃寒凉的容易痛经，反过来借暑天吃羊肉暖身是很偷巧的补法。男性吃羊肉可以补阳气。艾灸祛寒正当其时。

6 儿子一边尿尿一边用手按嘴巴，我问他在做什么？儿子说看看牙齿咬紧了没有。养生好习惯从孩子抓起，大小便时禁语，咬紧牙关，这是老来牙齿健全的保证。**兔摩面**、**抚耳**、**鸣天鼓**早上一气呵成再起床，养出精神来。

7 预防癌症可以考虑经常食用**薏米**。日本人曾经以它为基础设计了一个抗胃癌的药方 WTTC，这个药方在 60 年代还被中国引进，也用来治疗消化道癌。个人觉得薏米治疗癌症功效不会明显，如果家族里有癌症病人，经常服用薏米却是保健预防不错的。我个人用**红豆**、**山药**组方经常服用。薏米孕妇不要用为佳。

薏米炒制去寒性。炒的时候稍加醋做引经用。这是我个人服用的做法，给大家做参考。五谷杂粮养人。

8 **涌泉**给药是中医独特的方法，在我的医疗实践中，涌泉给药对青少年早发育、高血压、更年期、疲劳、阳痿早泄、妇科疾病等都有特别好的效果。现在临床中很少用，真是很可惜。

9 去马来西亚时吃**肉骨茶**，真的是会吃的中医做出来的好东西。我当年见过一个女士，每年都在夏季吃类似配方的鸡汤，身体很瘦但是干活赛个汉子。从那以后，我研究食疗十余年。（附肉骨茶的做法：用香料、当归、玉竹、玉桂、枸杞、白胡椒、党参、甘草、川芎、洋参须、八角等、排骨、蒜头，加水煲汤）

10 泡脚的好处：如发现你的脚底皮肤厚硬干燥，是肾精不足的表现，小孩子从来不会这样。中医说足是人的精气总集点，所以人老脚先老，每晚坚持温水泡脚，春天洗脚，生阳固脱；夏天洗脚，除湿祛暑；秋天洗脚，肺润肠濡；冬天洗脚，丹田温灼。每日睡前用一只脚跟搓另一个脚心至发热。

11 抗衰老最好的是艾灸足三里穴。日本德川幕府时代江户有一老寿星名万兵卫虚度 174 岁，其妻 173 岁，其子 153 岁，其孙 105 岁，个个精神矍铄，健步如飞。问其长生之术，答曰：祖传每月初八连续灸足三里穴，始终不渝，仅此而已。据记载这种方法是唐代我国著名文化使者鉴真大师东渡后，传给日本人的。

12 立秋防秋燥伤肺。养肺除了直接补肺，有隔一隔二养法。冰糖炖梨是最简单的法子，秋梨膏就是从这里来的。小孩子易咳嗽，用补土生金法，蒸山药宜多服之。咳嗽带喘，俗称的老慢支，宜服用核桃、芝麻类食品补肾益肺了。

13 寒露节气，实际上意思是寒了不露身，水管暴露在冬天往往会被冻裂，大家都能看到寒对管道的伤害。寒对我们血管伤害也同样大，所以呢，要注意保暖，不要露脚，不要露肚脐，不要露背。这三个是寒入身体的主要渠道，寒主要是伤害心脑血管，心脑血管的病人更要注意保暖，防止受寒。

我的学生说刮肘窝对高原反应立竿见影。理论上说得过去，肘窝清心肺之邪，我读书少没去过西藏，只好谁遇到了试试。我没有亲历但是我认为可以。

14 为了能实现大家过百岁无疾而终的要求，我们开始讨论从年轻就开始养生知识的学习。第一条，就是健康在于饮食，长寿在于睡眠。这两条是根本。会吃才健康，会睡才长寿。吃属脾胃，睡属心肝肾，吃好睡好，说明五脏健康。不好好吃饭睡觉，早晚会得病。

15 请原谅我絮絮叨叨谈那么多怎么吃东西，因为这才是真正养生。养生就是在养成习惯中作用，知道水滴石穿吗？天天每天做的才是养生，吃药打针那个叫纠偏。要对自己生活习惯充分改造，才能谈其他。

还有就是心态。不是看到别人有癌症才害怕就养生，要向往百岁健康生活去养生。怕死得死，关键要活，向往活。记得学自行车时候看到前面石块，越躲越撞上去吗，怕啥来啥。要把自己心态转型到最好的长寿心态，从哪里来就最后回那处。这是第二条。

16 中医的启蒙要早。养生要从儿童抓起。汽车坏了修和用正确方法使用汽车是两回事。拉屎撒尿要咬紧牙关，才不会早早老来掉牙。儿童细嚼慢咽才会养脾胃，不会食积发热扁桃体发炎。要有涵养，才不会七情失节伤元气。不要贪食冷的东西，阳气才不会受伤，痛经不会发生。正确习惯要从儿童开始。起坐都是学问。

17 人过四十，不可不养生。身体开始走下坡路了，养生先养心，养身先养气。换句话说，如何沉淀自己让自己全身心认可自己和这个世界的关系是最关键的。要从怕死转换成生活多美好，我不舍得死的概念上来，真心想活就不会死。

18 我不爱折腾着养生。我爱玩着养生。吃啥不是吃，为啥不为了健康吃？玩啥不是玩，为啥不是为了健康玩？华佗俩徒弟，一勤一懒，勤快的那个，华佗教练五禽戏，懒的那个，吃漆叶散（失传了）。都活了九十多岁，可见条条大道通北京。

19 吃饭、睡觉是养生第一大事。吃饭要用舌头、唾液、鼻子，这些分属心、脾、肺，睡觉要眼睛、耳朵能闭住，眼睛属肝，耳朵属肾，哪点有问题都会吃不好、睡不好。一点声音就醒，就是肾收不住了。睡眠关乎肝肾，关乎寿命。吃饭关乎脾胃，关乎生命质量。

20 和小孩子待了很长时间，发现几乎所有问题都与身体有关。比如爱发脾气往往是心经堵滞；赖床往往肾经虚损；不吃饭脾经堵滞；不讲道理往往预示睡眠不足。为人父母不懂中医有很大的教育盲区，引起无端烦恼。

21 心脏有问题时——左边手臂会酸、麻、痛。肝脏有问题时——小腿晚上睡觉时容易抽筋。肾脏出现问题时——声音就会出不来，就会沙哑。脾胃出现问题时——偏头痛。任何经常熬夜试图更改生物钟的行为，都将给身体留下莫名其妙的疾病。

22 说中药好像就是药，实际是不对的认识。世间一切都是中药。粮食也是中药。**绿豆**消暑，**红豆**利水，**黄豆**补脾，**黑豆**入肾。大剂量**花生**红衣补血效果好得很。

23 中医最重大的研究课题无不指向回归年轻主题。金庸小说中天山童姥就是个典型。苏东坡曾经搜寻到好的方子，并为之作诗曰："一斤生**姜**半斤**枣**，二两白**盐**三两草（**甘草**），**丁香沉香**各半两，四两**茴香**一处捣。煎也好，泡也好，修合此药胜如宝。每日清晨饮一杯，一生容颜都不老。"有夸大，但是估计有点效果。

24 心脑血管病养生关键在于脾胃消化。若要长生，肠中常清，若要不死，肠中无屎。很多心梗就是夜间暴食，或者便秘死在马桶上。少吃肥甘油腻品，保持大便畅通。拉不出和拉溏便都是不通。预防保健就是经常摩腹，把肚子里疙瘩疼痛处都揉开。这个观点换个角度容易理解，大肠腹部是心血管最大阻力区，如果不通畅阻力太大，容易发动机爆缸心梗。这是为什么大肚子容易心脏病的一个另类解释。

25 今天霜降。身体阳气收藏到肚脐以下。下半身也增温，到了秋冬身体收藏进补的好时期。古人认为进补阳不离韭，阴不离藕，今天比较适合服用藕滋阴，来年才会有好身体。艾灸关元帮助身体潜降阳气也是最佳时期。俗语：一年补透透，不如霜降灸（**关元**）。

26 吃补五脏，睡通经络。**黑豆**入肾养发滋阴去火，**黄豆**补脾，补土生金止咳。**红豆**入心补心利水，**绿豆**入肝清肝下火降压，**白扁豆**入肺养皮肤。**薏米**去湿治疣，**茯苓**养心治脂溢性脱发。身边所有食物都是药物，最现代生活健康管理莫过于此。这就是病人问医生该吃什么的真意。中国文化在我们本能骨子里，无法忘却。

病名、主治索引

Y

穴位、药物索引

穴位、药物索引

穴位、药物索引

穴位、药物索引

225